하지불안증후군

: "근질근질 움찔움찔"의 습격

하지불안증후군

° "근질근질 움찔움찔"의 습격

이노우에 유이치 지음
권승원 옮김

청홍

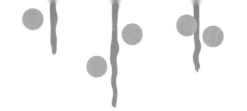

환자도 의사의 진단에 고개를 갸우뚱(?) 신경학자 이름을 딴 '에크봄증후군'

진찰, 진단, 치료라는 질병과의 싸움에서 환자의 호소를 듣고 기본적인 신체검사와 과거력을 통하여 특정 질환을 의심하거나 추정하며 이를 명확하게 밝히는 (rule out) 과정이 첫 번째로 이루어집니다. 다행하게 의심이 배제되는 과정을 거쳐 얻은 결과, 즉 진단이 내려지면 약물을 투여하면서 경과를 관찰하게 됩니다.

진료 현장에서는 의사가 환자의 호소를 그대로 받아들이기 힘들고, 환자도 의사의 진단에 대하여 고개를 갸우뚱거리는 경우도 의외로 많다는 사실도 직시하여야 합니다. 즉 그럴 듯하지만 확실한 근거를 확보할 수 없어 애매모호한 경우, '증후군'이라는 다소 편리한 의학용어를 사용합니다. 따라서 사용하는 약물도 주치의의 직감과 경험에 많이 의존하게 되고, 환자의 만족도도 기대한 만큼 높지 않습니다. 이러한 많은 '증후군' 질환 중에 최근 주목을 받으면서 이해가 높아지는 하지불안증후군이 있습니다.

이 질환은 수면장애를 밑바닥에 깔면서 독특하게 팔, 다리의 감각, 운동 증상을 동반합니다. '하지불안' 대신에 '하지정지불능' 또는 '다리가 근질근질'하다는 표현도 쓰지만, 다리에만 국한되지 않아 1940년대부터 스웨덴 출신의 신경학자 칼 에크봄 박사에 의하여 재인식됨으로써 그의 이름을 따서 '에크봄증후군'이라고도 부릅니다. 이 질환에 대한 인식은 유럽에서 17세기부터 증례보고가 있었지만, 1950년대까지만 하더라도 무시되었습니다.

우리나라에서는 2000년 들어와서 몇 임상 증례 수집이 있었으나, 증상 발현이나 호소가 너무 주관적이어서 보고자에 따라 조사 항목별 편차가 크게 나타나고 있습니다. 그만큼 전문가의 합의가 어려운 질환이라고 할 수 있으며, 치료 또한 수면도입제로는 효과를 보지 못하며 파킨슨병 치료제로 개발된 도파민 자극제가 일차 선택 약물입니다. 그러나 도파민 자극제가 충동억제장애 같은 일상생활에서의 부작용 우려로 가바펜틴 같은 항전간제를 추천하는 쪽으로 방향을 바꾸기도 하고 있습니다.

그만큼 질병에 대한 오해, 치료 약물 선택의 까다로움, 순조롭지 않은 경과 등의 특성을 가진 하지불안증후군에 대한 일본 신경학자의 책이 우리나라에 번역 소개되었습니다.

환자들은 거의 의사에게 치료되느냐 아니냐하는 이분법으로 묻는 경향이 있는데, 이에 대한 시원한 대답을 해줄 수 없는 경우, 질병에 대한 이해와 설명을 위해 더 많은 노력을 하여야 합니다. 이런 면에서 이 책은 일반인들부터 전문가에 이르기까지 손에 넣고 일독을 하는데 사계에서 군계일학이라고 평하더라도 지나치지 않다고 생각합니다.

경희대학교 한방병원

조기호 교수

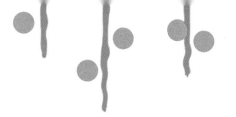

이 책을 통해 많은 환자분들이
이해 받을 수 있길 기대합니다.

"하지불안증후군"

아직 좀 낯선 병명입니다.

누군가

"다리가 근질근질해 잠을 잘 수 없습니다. 침대에 누웠는데도 다리를 움직이
느라 잠을 잘 수가 없습니다"라며 힘들어 합니다.

이 사람을 얼핏 보고는

"왜 그리 동동거려요?"

"좀 진정하세요~"라고 이야기하며 넘겼을 수 있는 바로 그 질환입니다.

이런 모습을 보고 있는 주변 사람들도 그렇지만 환자는 너무 힘듭니다. 이 느
낌을 누구에게 전달하려니 믿어 주지 않고, 겉으론 아무 이상 없이 멀쩡한데 잠
을 못자겠다며 밤새 집을 걷곤 합니다. 증상도 증상이지만 주변 사람들이 내가
얼마나 힘든지 알아주지 않음에 더 큰 상처를 입게 됩니다.

그동안 제가 하지불안증후군 환자들을 진료실에서 접하며 들어 온 공

통된 에피소드입니다. 몸은 물론 마음까지 망치는 질환임에 분명합니다. 원인을 알게 되면 치료는 간단함에도 그 원인을 알지 못하고 꾀병 취급을 당하다 보니 많은 환자들이 당황, 당혹감에 시달리게 됩니다.

바로 이 포인트에서 제가 이 책을 번역하기로 마음을 먹었습니다. 환자 수는 늘어가고 있음에도 환자의 불편감과 이 질환의 실체에 대해 쉽게 설명한 책이 국내엔 없었습니다. 그리고 아직 우리나라에선 하지불안증후군을 매스컴에서 많이 다루지도 않습니다. 그렇다 보니 안 그래도 힘든 환자들이 더 당황하고 방황하게 됩니다.

이 책을 통해 많은 환자분들이 이해 받을 수 있길 기대합니다. 그리고 나만의 증상이 아니라는 것도 깨닫게 되어 고립감에서 벗어나시길 바랍니다. 본 책에는 하지불안증후군 증상의 특징, 진단, 치료법까지 모두가 망라되어 있습니다. 두꺼운 책이 아니므로 일독하시는데 그리 큰 시간이 걸리지 않을 것입니다. 환자분들은 이 짧은 책을 통해 위로를, 가족들은 환자를 이해하실 수 있게 되길 기대합니다. 그리고 혹시 의심되는 증상을 가지고 있는 환자가 있다면 이 책 내용과 대조해 보시고 꼭 진료 받으실 수 있게 되길 기원합니다.

책의 마지막에는 제가 한방내과 진료실에서 시행하고 있는 치료에 대해서도 간략히 소개했습니다. 한방이나 양방 같은 영역 대결을 뛰어넘어 환자의 증상만을 바라보며, 일단 그 증상에 집중할 수 있는 환경이 되길 기원합니다. 그게 환자분들에겐 최선이니까요. 제 임상 경험으로는 두 치료가 적절히 병행될 때, 환자에겐 최선의 결과가 나왔습니다. 앞으로도 이런 융합치료가 더욱 확대되길 기대합니다.

본 서적을 번역하겠다고 했을 때, 흔쾌히 허락해 주신 청홍출판사 최봉규 대표님께 우선 감사드립니다. 또한 하지불안증후군 관련 서적의 필요성에 대해 공감해 주시고 적극 응원해 주신 저의 은사님 조기호 교수님께도 감사의 인사를 드립니다. 그리고 이 책의 필요성을 몸소 느끼게 해 주신 저에게 치료 받고 계신 모든 환자분들에게 감사의 인사를 올립니다. 환자분들에게 꼭 도움이 되었으면 좋겠습니다. 마지막으로 항상 컴퓨터 앞에 앉아 시간을 보내고 있는 남편의 어깨를 조용히 와 주물러 주며 응원해 주는 저의 멘토이자 동반자 아내 아리에게 무한 감사의 인사를 드립니다.

아무쪼록 많은 하지불안증후군 환우분들에게 이 책이 미력이나마 보탬이 되길 기원합니다.

회기동 연구실에서

역자 **권승원**

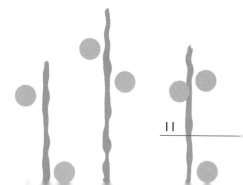

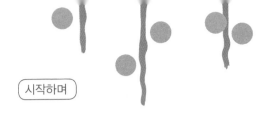

서서히 잠을 잘 수 없는 날이…
하지불안증후군 환자의 전형적인 호소

피로가 쌓였을 때나 커피를 많이 마신 날, 다리가 노곤하거나 근질근질해 불쾌감이 생겨 침대에 누웠는데도 어떻게든 다리를 움직이지 않으면 안 되는 상황을 경험해 본 적 있으신가요? 그날 만 그렇고 이후엔 괜찮다면 그다지 신경 쓰지 않아도 되겠지만, 근질근질해 잠을 잘 수 없고, 밤중에 꼭 한 번은 깨거나, 다리를 움직이지 않으면 견딜 수 없는 현상이 지속된다면, 그건 치료가 필요한 '병'일지 모릅니다. '설마 나도?'라는 생각이 든다면 39페이지에 있는 셀프 체크표로 확인해 보세요.

다리가 근질거리는 불쾌감이 이어져 좀처럼 잠을 잘 수 없고, 집중할 수 없는 병을 '하지불안증후군'이라 부릅니다. 요즘 TV나 잡지, 신문을 통해서도 접할 수 있는 기회가 늘어나 많은 분들이 이름 정도는 들어본 적 있을 것 같습니다. 하지불안증후군이라는 이름 그대로 근질근질하여 움직이지 않으면 불안해 견딜 수 없을 정도의 불쾌감이 있습니다.

"낮이나 일을 할 때는 그다지 신경 쓰이지 않지만, 저녁 이후 특히 취침

할 때가 되면 왜 그런지 다리 속이 근질거리게 되어 좀처럼 잠을 이룰 수 없습니다. 처음엔 이 증상을 그다지 신경 쓰지 않았지만, 서서히 잠을 잘 수 없는 날이 이어졌습니다. 이젠 밤이 찾아오는 것이 무서울 정도입니다."

이것이 하지불안증후군 환자의 전형적인 호소입니다. 제가 진료하고 있는 환자 중에도 이렇게 호소하시는 분들이 많습니다. 이런 증상이 지속되면 일상생활에 큰 지장이 있을 수밖에 없는데, 주 3, 4일씩 이어지면 수면이 부족해 낮 시간 집중력이나 활동력이 떨어지게 됩니다. 또한 하지불안증후군은 불면과 그로 인한 심한 불안, 우울증, 고혈압 같은 순환기 질환으로 이어질 가능성이 있어 적절한 치료를 받는 것이 매우 중요합니다.

이 책에서는 하지불안증후군의 증상부터 원인, 치료방법, 의료기관에 내원하는 방법까지 상세히 소개합니다.

하지불안증후군은 효과적인 치료방법이 있는 질환입니다. 우선 하지불안증후군이란 어떤 질환인지를 잘 알고, 지금 이 책을 읽고 계신 독자 분은 물론, 가족이나 친구가 이런 증상으로 힘들어하고 있다면, 꼭 이 책을 추천하여 의료기관에서 제대로 치료받을 수 있도록 해주시길 바랍니다.

편히 쉬어야 할 밤, 하루의 피로를 씻어 내주는 수면이 다리의 불쾌감으로 방해 받는다면, 그건 너무 고통스러운 일일 것입니다. 하지만 이 고통은 치료를 통해 개선시킬 수 있습니다. 이런 증상을 겪고 있는 많은 분들이 안심하고 주무실 수 있게 되길 진심으로 기원합니다.

이노우에 유이치(井上雄一)

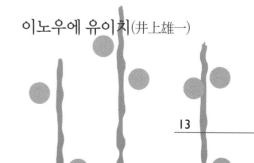

어떤 병일까? **증상** 상세한 것은 ➡ 28페이지

혹시 다리에 이런 불쾌감이 있나요?

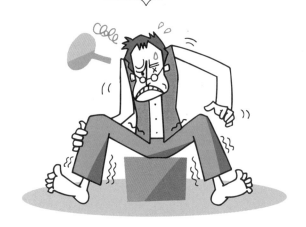

- ☑ 근질근질하다
- ☑ 벌레가 기어가는 느낌
- ☐ 화끈거림

- ☐ 무거움
- ☐ 뜨거움
- ☐ 오글오글함

- ☐ 경련이 남
- ☐ 가만히 있을 수 없음
- ☐ 욱신욱신하다

- ☐ 아프다
- ☐ 가려움
- ☐ 다리 속에 손을 넣어 긁고 싶음
- ☐ 탄산 거품이 일어나는 느낌
- ☐ 다리를 자르고 싶음
- ☐ 제자리걸음을 하지 않으면 참을 수 없음
- ☐ 쑤심
- ☐ 전류가 흐르는 듯함

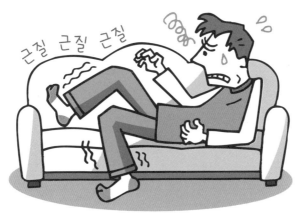

근질 근질 근질

하지불안증후군의 기본적 특징은 다리에 이상 감각이 느껴져 가만히 있을 수 없는 것입니다. 하지만 사실 이와 관련된 호소는 매우 다양합니다.

가만히 있으면 이런 느낌이 샘솟아 오르는 것 같은 불쾌감이 있어 다리를 움직이지 않을 수 없고, 야간에 증상이 악화되며, 움직이면 증상이 호전된다는 특징이 있습니다.

하지불안증후군의 불쾌
한 증상은 안정하고 있을
때 솟아오르는 듯한 느낌
입니다. 누워 있을 때뿐 아
니라 의자에 앉아 있을 때
도 일어납니다.

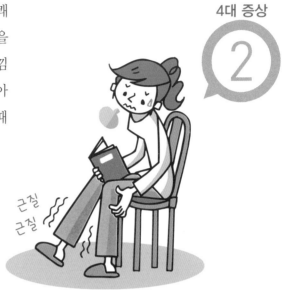

가만히 있으면 움직이
지 않을 수 없게 되는 심한
불쾌감이 생기지만, 다리
를 움직이거나 마사지를
받거나, 두드리거나, 걸으
면 증상이 가벼워집니다.
걷다보면 거의 증상이 사
라져버리는 경우도 많습
니다.

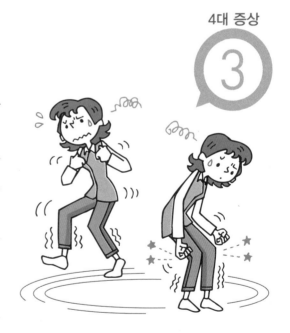

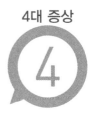

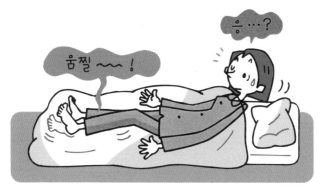

　낮에는 그다지 신경 쓰이지 않는데, 저녁부터 밤에 걸쳐 증상이 심해집니다. 취침하려는 시간대에 불쾌감이 최절정에 달하는 경우가 많아 좀처럼 잠을 이루지 못합니다.

　또한 하지불안증후군의 환자의 50~70%에서는 다리의 움찔거림(주기성 사지운동장애)이 나타나 잠을 얕게 자게 되거나, 몇 번씩 잠에서 깨게 되곤 합니다.

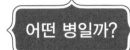어떤 병일까? **환자의 특징** 상세한 것은 ▶ 50페이지

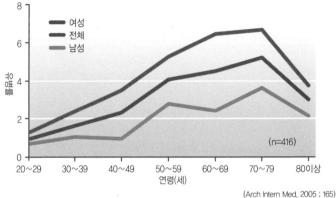

(Arch Intern Med, 2005 ; 165)

> 남성보다 여성에서 1.5배 많음
> 연령으론 60~70대에서 가장 많은 것으로 알려져 있고,
> 임신 중인 여성에서도 많이 발생합니다.

현재, 일본 내 하지불안증후군 추정 환자 수는 200~400만 명으로 알려져 있으며, 남성에 비해 여성에서 1.5배 많다는 데이터도 있습니다.

철 결핍이 하지불안증후군의 중요한 원인 중 하나이므로 남성에 비해 여성이 철 결핍 상황에 놓일 가능성이 높다는 것이 이런 현상과 관계되어 있을지 모르겠습니다.

하지불안증후군은 특별한 원인이 없는 1차성(특발성)과 다른 질환이나 신체적 조건이 원인이 되어 일어나는 2차성 두 가지로 크게 분류됩니다.

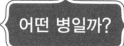
원인 상세한 것은 ▶ 62페이지

뇌내 도파민 전달방법과 A11의 차단(블록) 기능

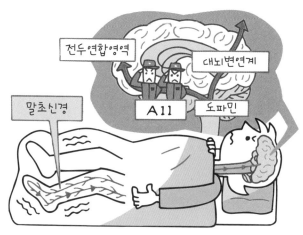

전두연합영역

대뇌변연계

말초신경

A11

도파민

A11은 뇌의 영역 중 하나. "불필요한 자극" 을 뇌에 전달하지 않도록
차단(블록)하는 작용을 한다.

하지불안증후군의 원인은 아직 지속적으로 연구되고 있습니다. 몇 가지 유력 후보가 있는데, 그중에서도 발생에 큰 영향을 미치는 것으로 알려진 것이 도파민 조정 기능 장애와 철 결핍입니다.

도파민은 신경전달물질 중 하나로 이 기능에 장애가 일어나 다리에서 샘솟아 오르는 불쾌감을 뇌가 억제할 수 없어 다리를 움직여야만 하게 됩니다. 또한 뇌 안에서 도파민이 만들어질 때 철분이 필요하기 때문에 철분이 부족하면 도파민 기능 조정이 제대로 이루어지지 않게 되기도 합니다.

그 외에도 요독증이나 호르몬 밸런스 변화 등의 다양한 요인이 관여하는 것으로 알려져 있습니다. 다양한 원인이 중첩되어 발생하는 경우도 적지 않습니다.

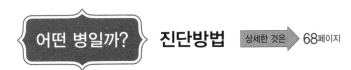

어떤 병일까? **진단방법** 상세한 것은 ▷ 68페이지

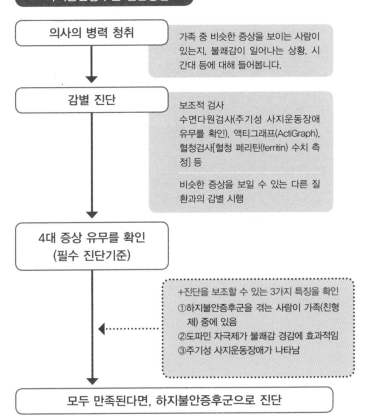

● 하지불안증후군 진단방법

의사의 병력 청취

가족 중 비슷한 증상을 보이는 사람이 있는지, 불쾌감이 일어나는 상황, 시간대 등에 대해 들어봅니다.

감별 진단

보조적 검사
수면다원검사(주기성 사지운동장애 유무를 확인), 액티그래프(ActiGraph), 혈청검사[혈청 페리틴(ferritin) 수치 측정] 등

비슷한 증상을 보일 수 있는 다른 질환과의 감별 시행

4대 증상 유무를 확인
(필수 진단기준)

+진단을 보조할 수 있는 3가지 특징을 확인
①하지불안증후군을 겪는 사람이 가족(친형제) 중에 있음
②도파민 자극제가 불쾌감 경감에 효과적임
③주기성 사지운동장애가 나타남

모두 만족된다면, 하지불안증후군으로 진단

　하지불안증후군의 진단은 환자에게 어떤 증상이 있는가, 그로 인해 일상생활에 어떤 영향을 미치는지 등을 구체적으로 이야기 듣는 것에서부터 시작합니다.

　앞서 언급했던 4대 증상이 있는지를 조사하고, 검사 결과나 보조적 특징도 사용하여 진단합니다.

어떤 병일까? **치료①** 상세한 것은 ➤ 88페이지

하지불안증후군의 치료는 크게 비약물 요법과 약물 요법으로 나눌 수 있습니다. 비약물 요법은 주로 약물 요법이 필요치 않은 경증 환자분들을 대상으로 하며, 매일매일 실천하면 증상을 가볍게 할 수 있습니다.

중등도 이상이거나 비약물 요법만으로 증상이 완화되지 않을 경우에는 약물 요법이 필요한데 도파민제제, 항전간제, 오피오이드제제 중 환자분 상태에 가장 맞는 약을 선택하여 처방하고, 지속적으로 복용하게 하면 증상이 완화됩니다.

● **하지불안증후군의 치료 방법**

비약물 요법	약물 요법
• 원인이 되는 질환을 치료한다 • 하지불안증후군의 요인이 될 수 있는 약물을 중지 • 증상을 악화시킬 수 있는 요인을 피함 [카페인(커피, 차), 술 등 기호품, 자극성 음식물] • 안정적인 수면을 취함 • 다리 마사지 • 낮 시간 동안 적절한 운동 • 증상에서 관심을 돌림 • 식생활 조정	• 도파민 작용제 [프라미펙솔 등] • 도파민제제 [레보도파 등] • 오피오이드제제 • 항전간제

하지불안증후군 중에는 원인이 명확하지 않은 것(일차성)과 특정 신체 조건(임신 등), 질환이나 약물 등이 원인이 되어 일어나는 것(이차성)이 있습니다. 이차성 하지불안증후군일 경우, 원인이 되는 질환과 그 치료 방법을 찾아보는 것이 중요합니다.

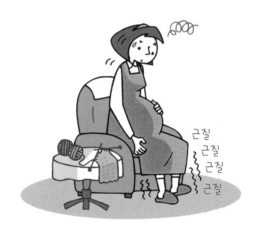

근질
근질
근질
근질

하지불안증후군의 원인이 될 수 있는
질환과 요인

· 철 결핍증
· 신기능장애
· 임신
· 말초신경장애
· 파킨슨병

· 척수마비
· 약 복용
 (도파민 억제제, 항우울제,
 항히스타민제 등)

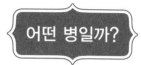 어떤 병일까?

소아 하지불안증후군

상세한 것은 122페이지

하지불안증후군은 성인에서만 일어나는 질환이 아닙니다. 소아에서도 발생하여 수면뿐 아니라 학업에 큰 영향을 끼칩니다. 소아 하지불안증후군은 증상이 낮 시간에도 많이 발생하며, 야간 다리의 움찔거림은 잘 일어나지 않는 등, 성인과는 약간 다른 특징이 있습니다. 아이들이 불편해하는 것을 부모나 주변 사람들이 캐치하여 치료로 연결해 주는 것이 중요합니다.

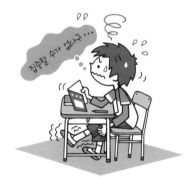

어떤 병일까?

임산부 하지불안증후군

상세한 것은 130페이지

임산부의 10% 이상이 하지불안증후군을 겪는 것으로 밝혀졌고, 임신 전부터 증상이 있던 경우에는 임신을 계기로 증상이 악화되는 것으로 알려져 있습니다. 하지만 출산 시까지는 약물 요법을 할 수 없기 때문에 불면으로 힘들어 하는 분들이 적지 않습니다. 다만 출산 후에 증상이 사라지는 분들도 많습니다.

출산 후에도 증상이 이어진다면 약물 요법을 시행합니다. 또한 임신 시에 하지불안증후군이 생겼다면, 나중에 고령이 되었을 때 재발하는 경우도 많으므로 주의가 필요합니다.

목차

어떤 병일까?

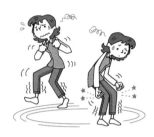

第 1 章

밤이 되면 다리가 근질거려서 우울해요 ······ 27

第 2 章

"하지불안증후군!" 이런 점이 힘들다! ······ 41

第 3 章

주의! 이런 사람에서 잘 발생! ······ 49

第**4**章

다리의 근질거리는 불쾌감은 왜 일어날까? ······ 61

第**5**章

진단할 수 있는 의사를 만나는 것이 치료의 지름길 ······ 67

第**6**章

90%의 환자는 증상이 개선된다! ······ 87

第**7**章

원인이 되는 질환과 대처법 · · · · · · 113

第**8**章

아이들의 하지불안증후군이란? · · · · · · 121

column · · · · · · 128
"자는 아이는 자란다"
〜왜 아이들에게 수면이 중요한가?〜

第**9**章

임산부의 하지불안증후군이란? · · · · · · 129

column · · · · · · 134
결코 새로운 질환이 아닙니다
〜하지불안증후군의 역사

第 1 章

밤이 되면
다리가 근질거려서
우울해요……

다리 속에서 샘솟아 오르는 불쾌감이란?

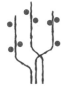

하지불안증후군은 저녁 시간부터 밤에 걸쳐 다리 속에서 불쾌한 감각이 샘솟아 올라 다리를 움직이지 않고 가만히 둘 수가 없는 질환입니다. 조금이라도 안정을 취하려는데, 뭔가 불편해서 움직이지 않을 수 없고, 그것 때문에 초조해진다면 너무나 큰 고통 아닐까요? 증상이 나타나더라도 20~30분 정도에 수습될 수 있다면 좋겠지만 증상이 길게 이어지면 불쾌감 때문에 잠을 잘 수 없게 되고 아침 해가 뜰 때까지 잠을 자지 못하는 경우도 있습니다.

의학적으로는 '하지불안증후군'이라는 병명이 붙어 있는데, TV나 잡지에서는 다리가 근질거린다는 대표적인 증상에서 따와 '근질근질 다리 증후군'이라는 식으로 부르기도 합니다. 기억하기 쉽게 특징을 잡아 부른 것인데, "근질근질하다"라는 표현은 대다수의 하지불안증후군 환자들이 공통적으로 호소하는 표현일 뿐, 모든 환자들에서 확인되지는 않습니다.

그리고 "근질근질하다"고 하면, 다리 피부 표면이 간지러운 느낌이라고 받아들일 수도 있습니다. 피부 표면이 가렵고, 근질근질하면 피부 질환일 가능성이 높지만, 하지불안증후군은 피부 안쪽 살 속에서 근질근질하는, 불쾌감이라는 점이 가장 다릅니다. 그리고 그 불쾌감이 샘솟아 오르듯 일어나, 다리를 움직이지 않을 수 없게 됩니다. '근질근질 다리 증후군'이라는 식으로 부르기도 하지만, 실제 증상을 잘 살펴본다면 'Restless(안정할 수 없는) leg(다리)'라는 표현, 곧 '하지불안'이라는 표현이 딱 맞긴 합니다.

사실 다리에 이상한 느낌, 불쾌감이 드는 질환은 이것 말고도 다양한데, '하지불안증후군'에는 다음과 같은 4대 특징적 증상이 있습니다.

①다리의 불쾌감 때문에 가만히 있을 수 없다.

②안정하고 있을 때 불쾌한 증상이 일어난다.

③가벼운 운동으로 불쾌감이 가벼워진다. (또는 사라진다)

④증상은 저녁부터 밤에 걸쳐 심해진다.

이 4가지 증상에 딱 들어맞는다면 '하지불안증후군'입니다. 그럼 특징을 좀 더 자세히 볼까요? 환자에 따라 사실 다양한 호소를 합니다만, 대표적인 증상을 소개하겠습니다.

—— 다리의 불쾌감 때문에 가만히 있을 수 없다

이 질환의 가장 큰 특징입니다. 다리를 움직이고 싶어서 가만히 있을 수 없다, 가만히 둘 수 없는 상태를 전문용어로 '운동촉박'이라고 부릅니다. 다리의 불쾌감으로 운동촉박이 일어나서 가만히 있을 수 없고 증상이 생기면 꼭 다리를 움직이게 끔 됩니다.

한마디로 '불쾌감'이라고 표현하긴 했지만, 사실 표현은 환자마다 다릅니다. 하지만 공통적인 것은 이런 불쾌감이 다리 표면, 즉 피부에서 일어나는 것이 아니라 다리 속에서 일어난다는 것입니다. 환자분들은 이 불쾌감을 참지 못하여 항상 다리를 움직여야만 하는 것입니다. 그중에는 '다리 속에 손을 넣어 긁고 싶다' '그냥 다리를 잘라버리고 싶다'고 호소하는 환자분들도 있을 정도로 매우 괴로운 증상입니다.

불쾌감을 가장 심하게 느끼는 부위는 장딴지이며, 그 다음으로 넓적다리, 발목 순입니다. 대부분 다리에 증상이 나타나지만, 배나 엉덩이, 어깨, 팔, 얼굴에 불쾌감을 느끼는 환자분들도 10% 정도 있습니다. 그리고 처음에는 장딴지에만 증상이 있었던 환자라도 증상이 진행하면서 넓적다리나 배에도 불쾌감이 나타나는 경우가 있습니다. 불쾌감에 좌우 차이는 거의 없다고 하는 분들이 있는가 하면, 오른 다리만, 왼 다리만 증상이 심하다고 하는 분들도 있고, 그중에 얼굴에 심한 불쾌감이 있다고 하는 환자분들도 있습니다.

하지불안증후군은 밤에 증상이 심해져 충분한 수면을 취할 수 없습니다. 그 부족분을 낮잠으로 보충하면 좋겠지만 일반 직장인들은 낮 시간에 큰 상담이나 회의가 잡혀 있어 누워 잘 시간이 없습니다. 그리고 질환이 진행되면 낮부터도 증상이 발생하여, 낮잠을 좀 자보려고 할 때는 물론이요, 전철 안이나 직장에서 가만히 앉아 있는 것도 힘들어지게 됩니다. 몸은 피곤해서 쉬고 싶다고 생각하는 데도 다리는 움직이고 싶어 어찌할 수 없는 상황이 환자에게 매우 큰 스트레스가 되고 맙니다.

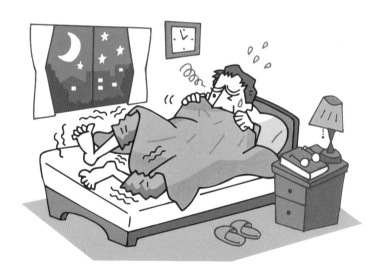

장거리 트럭 운전수 A씨 (52세)

장거리 트럭 운전수는 교통량이 적은 야간에 비일비재하게 운전을 합니다. 트럭 운전수 경력 25년차인 A씨는 3년 정도 전부터 액셀이나 브레이크에 가만히 발을 얹어두었을 때 생기는 다리 속에서 서서히 솟아오르는 불쾌감 때문에 힘들었고, 점점 진행하더니 급기야는 가만히 있는 것조차 힘들어지게 되었습니다.

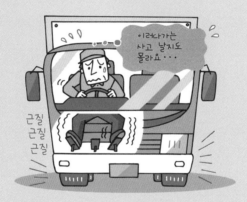

장거리 트럭 운전수로선 운전석에 가만히 앉아 있는 것도 중요한 일 중 하나인데, 운전 중에도 다리를 움직이고픈 충동이 생기고, 야간에 휴식 중 잠깐 눈을 붙이는 것도 힘들어진 것입니다.

A씨는 '다리를 움직이고 싶다는 느낌을 참을 수 없어 운전 중 집중력도 떨어지곤 합니다. 이러다가는 사고 날지도 몰라요'라고 호소했습니다.

──안정하고 있을 때 불쾌한 증상이 일어난다

이 질환의 전형적인 증상 중 하나입니다. 주로 소파나 침대에 누워있을 때 증상이 나타납니다. 의자에 앉아 있어도 증상이 나타나는 경우도 있는데, 모두 가만히 있을 때 잘 일어난다는 점에서 공통점이 있습니다.

예를 들어 '저녁식사를 한 후, TV를 보면서 천천히 휴식' '조금 피곤해서 소파에 누워 휴식' 이럴 때 바로 가만히 있을 수 없는 불쾌감이 다리 속에서 나타나, 다리를 움직이지 않을 수 없게 됩니다.

──가벼운 운동으로 불쾌감이 가벼워진다 (또는 사라진다)

안정하고 있을 때 다리의 불쾌감으로 가만히 있을 수 없지만, 걸으면

케이스

연극 관람이 취미인 H씨 (43세)

H씨는 한 달에 5~6번은 영화나 연극을 보고 관람 후에는 친구들과 식사를 하며 이야기를 나누는 것이 취미라고 합니다. 하지만 2년 정도 전부터 공연 시작 30분이면 다리에 통증 같은 느낌이 솟아올라 다리를 꼼지락 꼼지락 움직여야만 하는 일이 많아졌습니다.

이 증상이 점점 빨리 나타나게 되어, 연극 시작 직전까지 앉지 않고 걸어 다니다 들어오기도 하는데, 착석하면 10분 만에 가만히 있을 수 없게 된다고 합니다. H씨는 공연 도중, 화장실에 나가면서 바로 걸어주고, 다시 착석하는 것을 반복하게 되어 그렇게 좋아하던 연극 관람을 점점 멀리하게 되었다고 합니다.

바로 증상이 가벼워진다는 것도 이 질환의 특징입니다. 걷고 있을 때는 완전히 증상이 사라져 버리는 경우도 많고, 대부분은 초조한 느낌이 반 이하로 경감됩니다. 반대로 걷더라도 불쾌감이 개선되지 않을 경우에는 '하지불안증후군' 이외의 원인이 있을 가능성이 높습니다.

밤에 밖을 걷다가 경찰관에게 검문 당한 F씨

F씨는 다리에 움찔움찔하는 느낌과 근질근질 가려운 느낌이 있고, 밤 이 되면 증상이 심해집니다. 1년 정도 전부터 잠을 자려고 해도 좀처럼 잘 수 없고, 꽤 잤다고 생각해도 30분이나 1시간 만에 눈이 떠져버리게 되었 습니다.

아무리 자려고 해도 잠도 오지 않고, 걸으면 증상이 사라지므로 F씨는 잠옷 위에 외투만 걸치고 집 주변을 걷게 되었습니다. 잠시 산책을 하자 증상이 가벼워졌고, 다시 잠을 잘 수 있게 되었는데, 하도 심야에 걷다보 니 순찰 중이던 경찰관에게 검문을 당한 일도 몇 번 있다고 했습니다.

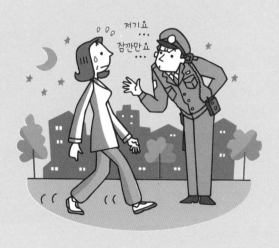

일단은 침대에 누워 잠을 자긴 했더라도, 바로 눈이 떠져버리고, 그때부터 다리를 움직이지 않으면 안 된다고 말하는 환자분들도 많습니다. 눈이 떠지고 나면 전혀 잘 수 없어 밤중에 혼자 다리를 만시고 있거나 마사지를 하곤 하고, 새벽이 되어서야 다시 잠을 잘 수 있다는 환자분들도 계십니다.

──증상은 저녁부터 밤에 걸쳐 심해진다

불쾌한 증상은 밤에 집중되거나, 낮부터 발생하더라도 밤에 악화됩니다. 낮에 증상이 나타나는 환자에서도 처음에는 밤에만 나타났던 증상이 진행하며 낮에도 안정 시에는 증상이 나타나게 된 경우가 대부분입니다.

이것도 이 질환의 큰 특징인데, 아침 일찍부터 증상이 나타난다는 환자분들도 매우 드뭅니다. 하지만 빠른 사람은 오전이 끝나갈 때쯤부터 오후

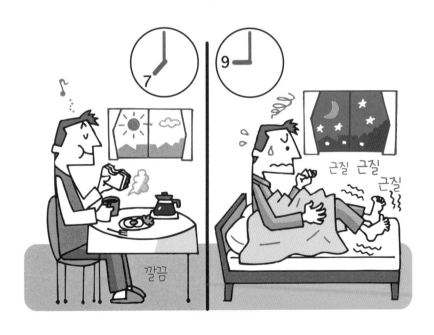

에 걸쳐 증상이 나타나기도 합니다.

　다만, 야간에 증상이 나타나는 이유가 단순히 침대에 들어가 가만히 있기 때문만은 아닙니다. 증상이 잘 나타나는 시간대가 있다는 것은 이 질환이 생체 리듬의 영향을 받음을 의미합니다.

체온이 알고 있다!?
증상이 나타나는 시간대

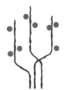

　야간에 증상이 심해지는 것이 하지불안증후군의 특징인데, 밤에 증상이 잘 나타나는 이유가 있습니다. 생체리듬의 영향에 따른 심부체온 변화와 관계가 있습니다.

　인간의 체온은 하루 내내 변합니다. 하루 중에도 심부체온은 1.7℃ 정도의 차이가 있는 것으로 알려져 있으며, 가장 낮은 시간대는 밤, 새벽이

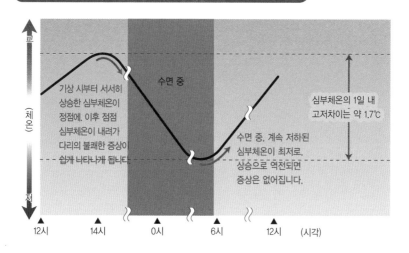

● 체온의 일내 그래프

기상 시부터 서서히 상승한 심부체온이 정점에. 이후 점점 심부체온이 내려가 다리의 불쾌한 증상이 쉽게 나타나게 됩니다.

수면 중

심부체온의 1일 내 고저차이는 약 1.7℃

수면 중, 계속 저하된 심부체온이 최저로. 상승으로 역전되면 증상은 없어집니다.

(체온)
고 / 저

12시　14시　0시　6시　12시　(시각)

되면 상승하기 시작하여 오후 2~3시경에 정점에 달합니다. 이후 저녁부터 밤에 걸쳐 심부체온은 저하됩니다.

심부체온이 높은 상태일 때는 근질거리는 느낌이 잘 나타나지 않고, 체온이 내려가면 불쾌한 증상이 나타나는 것으로 알려져 있습니다.

사람은 심부체온이 하강할 때 잠에 들기 때문에 자려고 하는 시간대와 다리의 불쾌한 증상이 나타나는 타이밍이 일치하는 것입니다. 그리고 새벽에 심부체온이 올라가면, 증상도 사라집니다. 이러한 체온과 하지불안증후군 간의 관계 때문에 밤, 잠을 자려고 할 때 증상이 쉽게 나타나는 것이죠.

또한 이 질환의 원인 중 하나인 도파민이라는 신경전달물질 수용체 활동에도 일내변동이 있는 것으로 알려져 있습니다. 도파민에 대해서는 제4장에서 좀 더 상세히 다루겠습니다.

──낮과 밤이 바뀐 해외에서는……?

시차가 있는 해외에 갔을 때, 체온의 일내변동은 어떻게 될까요?

개인차가 있겠지만 도착 후에는 시차 부적응이 발생합니다. 주위(환경)의 생활리듬과 체내 생활리듬에 차이가 생기는 것입니다.

비행기에서 이동하는 중에는 아직 원래 있던 국가에서의 생활리듬으로 생체시계가 작동하므로, 예를 들어 야간 비행기에 타면 이동 중 하지불안증후군 증상이 심하게 나타납니다. 시차가 12시간인 경우, 시차에 적응하지 못한 상황에서는 해외에서 낮 시간에 일하더라도 몸은 원래의 생활리듬(밤) 상태에서 움직이기 때문에 낮 시간, 일하는 중에 증상이 쉽게 발생합니다.

그 대신, 밤에는 원래 우리나라에서 겪었던 것보다 증상이 가벼워지고,

잘 잘 수 있게 됩니다.
다만 시차에 적응하고
나면, 원래대로 밤에 증
상이 집중적으로 일어
나게 됩니다.

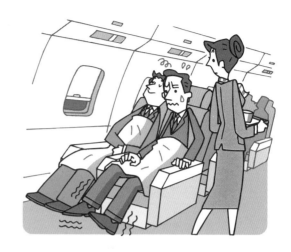

다리의 실룩거림을 동반하는 경우도 많다

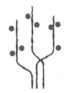

지금까지 언급했던 4가지 특징적 증상 외에 50~80% 정도의 환자에서 일어나는 증상이 '주기성 사지운동장애'입니다.

이 증상은 수면 중에 다리 근육에 순간적인 경련이 일어나, 제멋대로 다리를 차는 듯한 움직임을 보이는 증상으로 자는 동안 일어나기 때문에 환자 본인도 그다지 신경 쓰지 않습니다. 사실 누구나 피곤할 때 잠들면 몸이나 다리 근육이 수축하여 실룩거리는 경우가 있는데, 그것과는 달리, 주기성 사지운동장애에서는 다리의 순간적인 경련(실룩거림)이 1회에 0.5~10초, 4회 이상 연속으로 1시간에 15회 이상 일어납니다.

발목부터 발끝이 뒤로 젖혀지거나, 손가락이 부채처럼 벌어지거나, 슬관절과 고관절이 굽혀지거나 하는 것이 특징으로 주기성 사지운동장애가 일어나면 5~10회에 한 번씩, 곧 1시간에 2~5회는 눈을 뜨게 됩니다. 한

번 눈을 뜨게 되면, 다리의 불쾌감으로 가만히 있지 못하고 다시 잠들기 어려워질 뿐 아니라 빈번히 눈을 뜨기 때문에 잠이 얕아지게 되는 등, 수면의 질도 크게 떨어집니다.

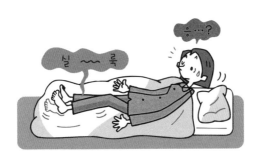

15년에 걸쳐 벽을 움푹 패이게 만든 S씨 (37세)

S씨는 15년 정도 전부터 하지불안증후군 증상이 있었다고 합니다. 신장 투석을 받던 S씨는 하지불안증후군 중증도가 높았고, 주기성 사지운동장애도 심했기 때문에 자기 자신도 모르는 사이 야간에 다리를 실룩거리다가 벽을 팡팡 걷어찼다고 합니다.

어느 날, S씨가 쓰고 있던 침대 옆 벽이 움푹 패여 있는 것을 가족이 보고 이야기해 주어 놀랐다고 합니다. 하루 8시간 수면 중 1시간에 60회 정도의 주기성 사지운동장애가 있던 분으로 하룻밤에 480회씩 벽을 걷어차서 그렇게 된 것이죠. 한번 한번의 힘은 약하더라도 이것을 1년 365일, 15년간 반복하면 벽도 움푹 패이게 할 수 있나봅니다.

살펴봅시다! 하지불안증후군 셀프 체크

하지불안증후군 증상의 특징을 소개드렸는데, 딱 거기에 들어맞는 환자분들만 계신 것은 아닙니다. 자기 자신, 또는 가족이나 친구들에게도 혹시 의심이 가는 증상이 있다면 우선 다음 체크리스트를 확인해 보세요.

①다리에 근질거리는 느낌과 통증 같은 이상 감각이 있다.

②이상 감각, 불쾌감은 다리 표면이 아니라 속에 있다.

③증상은 하루 중 야간에 가장 심해진다.

④이불 속에서 증상이 일어난다.

⑤증상이 심하여 잠을 자지 못한다.

⑥앉아 가만히 있을 때 증상이 심해진다.

⑦샘솟아 오르는 불쾌감을 견디지 못하여 다리를 움직이지 않을 수 없다.

⑧다리를 움직이면 증상이 가벼워진다.

⑨뭔가에 집중했을 때 증상이 가벼워진다.

⑩두드리거나, 주물러 주면 편해진다.

⑪밤중에 종종 눈을 뜬다.

⑫가만히 누워있지 못하고 몸을 뒤척이는 경우가 많다.

⑬낮에 심한 졸림을 느낀다.

⑭신장 질환이나 철 결핍성 빈혈 같은 하지불안증후군의 원인이 될 수 있는 질환 치료를 받고 있다.

⑮지금, 항우울제를 복용하고 있다.

체크 결과, ①~⑧ 모두에 해당되는 분들은 하지불안증후군일 가능성이 높습니다. 과거 이런 증상으로 진료를 받았던 경험이 있거나, 뭔가 치료를 계속해도 나아지지 않았던 분, 그리고 아직 진료를 받아보지 않았던 분들은 한번 전문의에게 진료 받아보시길 권해드립니다.

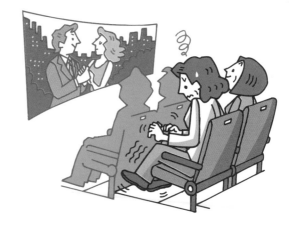

第 2 章

"하지불안증후군!"
이런 점이
힘들다!

누구나 한 번쯤 겪어 보았을 "근질거리는" 경험

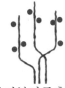

1장에서 소개한 4가지 증상과 주기성 사지운동장애가 '하지불안증후군'의 가장 큰 특징입니다. 실제로 제가 진료하고 있는 환자 중에는 이런 증상 때문에 일상생활에 큰 영향을 받고 있는 분들이 많이 있습니다.

여러분들도 피로가 쌓였거나, 카페인 같은 자극성 음식을 많이 섭취한 날 밤에, 다리 속이 근질근질하는 느낌이 있어 잠을 잘 자지 못했던 경험을 해보시지 않았나요? 사실, 다리에 생기는 불쾌감은 일상적으로 많은 분들에게서 일어납니다. 하지만 다리의 불쾌감으로 수면이 좋지 않았다는 경험이 한두 번 있었다고 해서, 만성적인 '하지불안증후군'이라고 할 수는 없습니다. 다소 증상이 있더라도 일상생활에 지장이 없다면 문제가 되지 않지만 월 2회 이상 이런 현상이 일어난다면 만성화되기 쉬우므로 주의가 필요합니다.

하지불안증후군에서 가장 문제가 되는 것은 증상이 주 2회 이상 일어나, 주간의 활동력, 지구력, 집중력을 잃고, 잠을 자지 못하여 우울감이나 불안장애 등 정신적 질환이 일어나는 것입니다. 실제로 진료 받는 환자분들의 대다수가 초진 때 '밤에 잘 수 없다'는 호소를 하며, 이것이 진료를 받는 동기가 되곤 합니다.

다만, 주 2회 이상 증상이 나타나더라도 1개월 중 수일 연속으로 증상이 나타나는 환자분들도 있습니다. 이런 경우에는 증상이 나타났을 때만 치료합니다.

—— 생활 리듬에 따라 다른 증상

'하지불안증후군'이라는 질환이 널리 알려져 '증상이 딱 들어맞아서요. ~'라며 내원하는 분들도 늘고 있습니다. 하지만 '다리의 불쾌감=질환'이라고 연결 짓지 못하는 분들이 많은 것 또한 현실로, 하지불안증후군을 의심하지는 않고 병원에 내원했는데 진찰과 검사를 해 본 결과, 하지불안증후군으로 진단하는 경우가 아직은 많습니다.

　또한 생활 리듬에 따라서 모는 증상이 하나도 맞지 않는 분들도 있습니다. 예를 들어 야근이 많은 직업, 근무 시간이 자주 변경되는 경우에는 보통의 생활 리듬과는 다르다보니 자세히 이야기를 듣고, 검사 등을 시행한 후에야 진단을 할 수 있습니다.

──── 증상의 강도가 계절에 따라 다르다!?

　여름은 체온 조절을 하기 위해 혈관이 확장되기 때문에 겨울에 비해 하지불안증후군 증상이 쉽게 심해진다고 합니다. 일부 예외적으로 겨울이

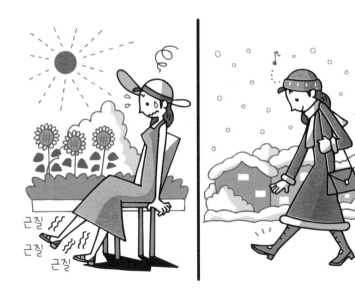

근질
근질
　　근질

더 고통스럽다는 분들도 계십니다. 실제로 환자분들을 진찰해 보면 여름에 증상이 더 심해진다는 분들이 많습니다.

겨울에는 약도 필요 없었는데, 여름이 되사 증상이 심해졌다던지, 약으로 조절하지 않으면 어떻게 할 수 없다는 환자분들도 있을 정도입니다. 곧 하지불안증후군은 체온의 일내변동 뿐 아니라 계절 차이에 따른 기온의 영향도 쉽게 받는 질환인 것입니다.

불면을 호소하는 5명 중 한 명은 하지불안증후군

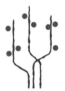

하지불안증후군에 의한 다리 불쾌감으로 수면의 질이 떨어지고, 불면증이 생기는 분들이 적지 않습니다.

좀처럼 잘 수 없는 상태를 '불면'이라고 부르는데, 그 종류는 크게 4가지입니다.

①밤에 좀처럼 잠에 들지 못하여 잠에 드는데 평소보다 2시간 더 이상 걸린다.
②일단 잠에 들더라도 쉽게 눈이 떠지고, 2번 이상 눈을 뜨게 된다.
③아침에 일어났을 때 푹 잤다는 느낌을 받지 못한다.
④아침에 평소보다 2시간 이상 일찍 눈이 떠져 버렸다.

이런 상태가 적어도 1개월 이상 지속되는 것, 잘 수 없어서 고통을 느끼고 일상생활에도 영향을 미치는 상태를 '불면증'이라 합니다.

현재 5명 중 한 명이 '불면증'이라 합니다만, 수면의 질을 높이기 위해 일상생활 조절을 하면서, 약을 복용하더라도 개선되지 않는 '난치성' 불면 환자의 경우, 그 10~20%는 하지불안증후군이 원인인 것으로 알려져 있습니다.

——QoL (삶의 질)이 크게 떨어져

그리고 정신적 스트레스 때문에 우울함, 불안감을 호소하며 우울증이 생기는 환자들도 있습니다. 하지불안증후군이 있는 사람과 없는 사람을 비교해 보면, 있는 편이 우울증, 불안장애 위험도가 높은 것으로 알려져 있습니다.

또한 수면부족 때문에 주간에 졸림, 권태감이 심해져 낮 시간의 활동력, 지속력, 집중력을 잃게 되어 일하는 동안 빈번한 실수를 하는 경우도 있습니다.

하지불안증후군 그 자체는 직접 생명과 관계되는 질환은 아닙니다. 하지만 일을 할 수 없고, 일중 활동이 지속적으로 방해를 받다보면 사회적, 경제적으로 손실을 입게 되고, "삶의 질"이 떨어지게 됩니다.

삶의 질이란 Quality of Life(QoL)라고도 하는데, 이 용어는 의료 현장에서 자주 사용됩니다. 의료는 생명을 구하고 유지시키기 위해서만 존재하는 것이 아니라, 우리 한 명 한 명의 인생 내용의 질을 높이기 위해서도 중요한 역할을 하고 있습니다. 스스로 꿈꾸던 인생, 그 하루하루를 의미있게 보내고, 환자분 자신에게도 행복한 인생을 보낼 수 있게 하기 위해 필요한 치료도 있는 것입니다. 자고 싶은데 잘 수 없는, 다리 불쾌감 때문에 일이나 취미에 집중할 수 없다보면 환자 자신은 자기가 생각하던 그런 삶을 살 수 없게 되어버립니다(QoL 저하). 그것을 치료를 통해 개선시키는 것은 그런 환자들에게 큰 의미가 있습니다.

QoL이 높은가 낮은가는 다른 사람이 보았을 때 "좋은 생활을 하고 있는가?"가 아닌 각자 개인의 척도에서 결정됩니다. 하지불안증후군으로 QoL이 떨어졌다면, 치료를 통해 QoL이 개선될 수 있음을 부디 기억하고, 의료 기관에 방문해 주시길 바랍니다.

─── 당뇨병과 하지불안증후군의 공통점은?

현재 당뇨병으로 치료받고 있는 환자가 약 2천400만 명입니다. 당뇨병으로 췌장에서 인슐린이 충분히 분비되지 않으면 그것을 보충하기 위해 인슐린제제라는 약을 주사하기도 하는데, 아침, 점심, 저녁 식사 때마다 스스로 주사를 합니다.

하지불안증후군 이야기를 하던 중 갑자기 옆길로 샜는데요, QoL이라는 관점에서 당뇨병과 하지불안증후군은 공통점이 있습니다.

당뇨병 때문에 매일 내복약 또는 인슐린 주사가 필요한 환자분들의 QoL은 높을까요? 혈당수치의 안정화를 위해 식사 제한해야 하거나, 식사 전에는 반드시 주사를 맞아야 하는 등, 매우 번거롭기 짝이 없습니다. 더구나 매일 그렇게 해야 하니 QoL은 당연히 떨어지게 됩니다. 한 연구 데이터에서 하지불안증후군을 겪고 있는 환자들의 QoL은 당뇨병 환자와 거의 비슷하게 낮은 것으로 나타났습니다.

하지불안증후군은 다리에 불쾌한 증상이 일어난다는 신체적 QoL과 그로 인한 불면으로 정신적 QoL이 함께 떨어져버리는 질환이므로 치료가 꼭 필요한 질환입니다.

─── 하지불안증후군이 원인이 된 고혈압!?

하지불안증후군 환자 중에는 다리가 근질거려 잘 수 없는데, 병의 원인

영향이 있다고 답한 비율(%)

증상이 자신의 기분에 악 영향을 끼친다

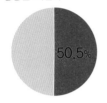

증상이 나타나면 힘이 빠 진다

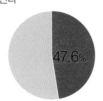

일상생활을 방해한다(가 정, 가족, 사회적 활동 또 는 직장생활 등)

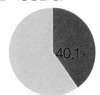

증상 때문에 일을 할 수 없다

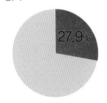

증상 때문에 일을 할 수 없게 된 적이 있다

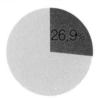

증상이 나타나면 절망스 럽다

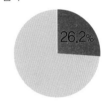

내가 증상을 겪는 동안, 파트너(배우자)도 쭉 같이 일어나 있다

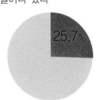

증상은 내 대인관계에 영 향을 미친다

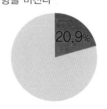

피로감 때문에 일을 쉬어 야만 한다

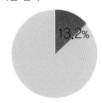

※답변하지 않음 15.4%

(Arch Intern Med, 2005;165)

을 알 수 없다는 이유로 우울증이나 불안장애에 걸리는 분들도 있습니다. 하지만 이런 마음의 문제뿐 아니라 최근 하지불안증후군은 고혈압 같은 순환기계 질환을 일으키는 요인인 것으로 알려졌습니다.

고혈압은 생활습관병 중 하나로 알려져 있는데, 심장에서 뿜어낸 혈액이 혈관벽을 강력하게 두드리는 상태가 이어지는 질환입니다. 그 부담을 이겨내기 위해 벽이 두껍고 단단해진 혈관(동맥경화)의 일부가 좁아지다 막혀버리면 심근경색이나 뇌졸중을 일으키게 됩니다.

하지불안증후군이 고혈압의 원인이 되는 이유는 불면의 영향(수면 부족은 혈압을 상승시킵니다), 취침 중 다리의 실룩거림(주기성 사지운동장애) 정도로 생각되고 있습니다. 다리의 실룩거림이 일어나면 그때마다 심박수가 상승하여 혈압이 오르는데, 그 빈도가 1시간에 15회 이상이면 매우 많은 것입니다. 그렇다보면 주간에 일어나 있을 때도 혈압이 높은 상태가 이어지게 됩니다. 그래서 하지불안증후군은 적절한 진단, 치료를 받는 것이 매우 중요합니다.

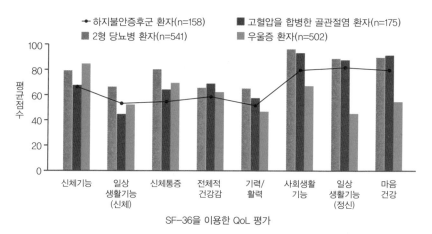

● 하지불안증후군과 당뇨병의 QoL

→ 하지불안증후군 환자(n=158) ■ 고혈압을 합병한 골관절염 환자(n=175)
■ 2형 당뇨병 환자(n=541) ■ 우울증 환자(n=502)

SF-36을 이용한 QoL 평가

(Arch Intern Med, 2005 ; 165)

第 3 章

주의!
이런 사람에서
잘 발생!

200만 명 이상의 환자가 있다!?

요 몇 년 TV, 잡지, 신문 등에서도 다룰 기회가 늘어난 하지불안증후군인데요, 실제로 이 질환에 걸린 환자는 어느 정도 있을까요?

한 모 집단 중에서 특정 질환에 걸린 사람의 비율을 '유병률'이라고 하는데, 역학조사라는 통계 기법을 통해 조사합니다. 하지불안증후군 역학조사는 1990년대 후반, 캐나다와 유럽에서 처음 시행되었습니다. 그 결과, 5~15%라는 놀라운 유병률이 나왔습니다. 곧 100명 중 15명, 6.7명 중 1명꼴로 하지불안증후군 환자라는 결과였습니다.

하지만 이 조사에는 카페인 같은 자극성 물질을 대량으로 섭취하거나, 피로가 쌓였거나, 드문드문 증상이 나타난다는 사람들도 포함되어 있어 조금 높게 나온 것이 아닐까 합니다.

다른 조사에서 이 질환의 진단 기준을 사용하여 월 1회 증상이 나타나는 사람의 비율을 조사한 결과, 서구에서는 유병률 7~8%로 나왔습니다. 이 조사를 통해 서구의 경우 고령자에서 많이, 여성에서 남성의 1.5배로 발병한다는 점을 알 수 있었습니다.

—— 치료를 시작하는 사람은 겨우 5% 정도

그럼, 인종에 따른 차이는 없을까요?

저희 연구팀에서 과거 두 차례 유병률을 대상으로 조사했습니다. 처음엔 인터넷을 사용한 조사를 했는데, 이때 유병률이 4%였습니다. 두 번째는 한 지역에 어느 정도 환자가 있는지 조사하는 방법으로 조사하여 유병률이 2%로 나왔습니다.

이런 역학조사를 통해 서구인에 비해 아시아인의 유병률이 약간 적은 경향이라는 것을 알 수 있었습니다. 하지만 호주나 남미 조사에서도 서구만큼 높은 비율의 유병률을 보이지 않았습니다. 그렇기 때문에 '백인이라서? 황인이라서?'라는 인종차에 대해서는 아직 확실한 결론을 내지 못했습니다.

그리고 일본에서 시행된 역학조사를 토대로 환자수를 산출해 보면, 견적을 적게 내더라도 200만 명 이상의 사람들이 이 질환일 가능성이 높습니다. 하지만 200만 명 전원이 치료할 필요가 있는가하면, 또 그렇지도 않으며 저는 그중 3분의 1에 해당하는 70만 명 정도가 일상생활에 영향을 받고 있고, 치료가 필요할 것으로 생각합니다. 하지만 현재 적절한 치료를 받으며 증상 조절을 하고 있는 사람은 70만 명 중 5%, 3만 5000명 정도에 머물러 있다고 생각합니다.

하지불안증후군에 잘 걸리는 사람

하지불안증후군은 연령이 증가하면서 유병률이 상승하는 것으로 알려져 있습니다. 그 가장 큰 이유 중 하나가 이 질환의 원인과 관련되어 있습니다.

이 질환은 다른 질환이나 증상, 복용하고 있는 약 등에 의해 유발되는 경우도 많습니다. 고령자일수록 다양한 질환을 가지고 있기 때문에 연령이 증가함에 따라 그 위험도가 높아지는 것은 어찌 보면 당연하다 생각할 수 있겠습니다.

또한 남녀비에서는 여성이 보다 걸리기 쉬운 것으로도 알려져 있습니

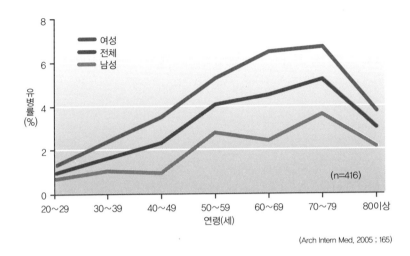

● 하지불안증후군에 잘 걸리는 연령대

여성
전체
남성

유병률
(%)

(n=416)

20~29　30~39　40~49　50~59　60~69　70~79　80이상
연령(세)

(Arch Intern Med, 2005 ; 165)

다. 여성 쪽이 많은 이유는 철결핍과 성호르몬과 관계가 있습니다. 여성
은 월경도 있어 남성에 비해 원래부터 철분이 쉽게 부족해지는데, 그 외
에도 식생활의 편향으로 인해 철분 부족이 잘 발생할 수 있는 것으로 추
측됩니다. 또한 임신을 계기로 발생하는 환자들도 많은데, 임산부의 약
10%에서 하지불안증후군이 나타나는 것으로 알려져 있습니다. 철결핍,
호르몬 밸런스 변화, 척수 압박 등이 임신 시 하지불안증후군 발생에 영
향을 준다고 합니다. 보다 상세한 것은 9장에서 소개하겠습니다.

──하지불안증후군은 유전!?

하지불안증후군은 다른 질환이나 증상, 복용하고 있는 약 등이 원인이
되는 상황 외에, 특정 원인이 없이도 발생하곤 합니다. 이 경우 대부분이
유전에 의한 것으로 생각할 수 있습니다.

현재 유전자 수준에서의 연구가 진행되고 있습니다. 몇몇 연구 결과에서 하지불안증후군 발생에 관련되는 것으로 BTBD9을 필두로 한 몇 가지 유전자가 있는 것으로 알려졌습니다.

● 하지불안증후군의 남녀비

남성 　 여성
1 ： 1.5

유전자가 원인이 되는 환자들은 발생 원인이 불명확하며 특히 나중에 이야기 나눌 젊은 연령층에서 흔히 발생하는 일차성 하지불안증후군에서 그런 경우가 많은 것으로 알려졌습니다. 이 경우, 같은 유전자를 가지고 있는 가족 내에서의 발생이 많고, 일란성 쌍둥이에서는 한 명이 발생하면 다른 한 명도 발생하는 비율이 높은 것으로 알려졌습니다.

그 외에도 MEIS1을 필두로 MAP2K5, LBXCOR1이란 유전자가 하지불안증후군 발생에 영향을 준다는 해외 연구 데이터도 있는데, 아직 확실한 것은 알지 못합니다.

하지불안증후군의 분류

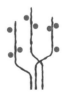

하지불안증후군은 발생 원인에 따라 2가지로 분류할 수 있습니다.

발생 원인이 불명확한 경우를 일차성(특발성), 다른 질환이나 복용하고 있는 약 등이 계기가 되어 발생한 경우를 이차성(속발성)이라고 합니다.

발생 시기에 따라서도 분류할 수 있는데, 젊은 연령층 발생, 고령 발생으로 나눌 수 있습니다. 원인이 불분명한 일차성은 45세 전에 증상이 나타나는 경우가 대부분이며, 45세 이후에 발생하는 경우 대부분이 이차성입니다. 45세 이상에서 원인이 될 수 있는 별도의 질환에 걸려있거나, 그 치료를 위해 하지불안증후군 발생에 영향을 줄 수 있는 약을 복용할 기회가 늘어나기 때문입니다.

하지불안증후군을 잘 일으키는 질환

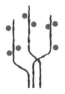

가족들 중 같은 증상을 보이는 사람이 없을 경우, 뭔가 다른 질환이 원인이 되어 발생했을 가능성을 고려해야만 합니다. 45세 이상에서 발생한 환자들은 이차성인 경우가 적지 않습니다.

——철 결핍

철은 혈액이나 조직의 산소 운반을 담당하는 영양소입니다. 철 결핍증은 체내 철분이 부족해지는 상황으로 빈혈의 원인으로도 알려져 있는데, 이차성 하지불안증후군의 발생 원인으로도 중요합니다. 특히 젊은 여성에서 하지불안증후군의 4대 증상이 딱 들어맞는 경우, 철 결핍증일 가능성을 조사해 볼 필요가 있습니다.

——신기능 장애

신장은 주로 ①혈액의 정화나 노폐물, 독소의 배설, ②체내 수분량과 전해질 조정, ③호르몬 분비와 조절이라는 3가지 작용이 있습니다. 하지

● 하지불안증후군의 분류

원인에 따라 분류

일차성(특발성)

특정 원인이 없는 하지불안증후군

이차성(속발성)

지병이나 증상, 복용하고 있는 약제가 원인이 되어 일어나는 하지불안증후군

- 철 결핍
- 신기능 장애
- 임신
- 말초신경 장애
- 척수 마취
- 파킨슨병
- 항우울제, 항정신병약 복용 등

발생 시기에 따라 나눔

젊은 연령층 발생

- 45세 이전에 증상이 나타난다
- 증상 진행은 늦다
- 가족 중 하지불안증후군인 사람이 있다(부모, 형제 등)

고령층 발생

- 증상 진행이 빠를 가능성이 있다
- 대부분 이차성(속발성) 하지불안증후군이다
- 원인이 되는 특정 질환, 약제 복용

만 질환이 생겨 신장의 기능이 나빠지면, 이런 역할을 담당할 수 없게 됩니다. 그래서 한번 혈액을 몸 밖으로 빼내어 노폐물을 제거하고 수분을 조절하는 투석요법을 하게 되는데, 신상의 작용을 대체하는 방법입니다.

하지불안증후군은 투석 환자의 20% 이상에서 발생한다고 합니다. 투석 환자들에서 발생하는 하지불안증후군은 쉽게 중증화되며, 불면도 쉽게 발생합니다. 또한 다리의 실룩거림(주기성 사지운동장애)이 일어날 확률이 매우 높은 것도 특징입니다.

──── 말초신경 장애

뇌나 척수에서 갈라져 나온 신경을 말초신경이라고 합니다. 말초신경에는 운동신경, 감각신경이 있는데, 이 중 감각신경에 장애가 발생하면 다리 저림이나 이상 감각이 발생합니다. 이 말초신경 장애 중 일부가 하지불안증후군을 쉽게 일으킵니다. 말초신경은 전신에 걸쳐 폭넓게 분포하는데, 특히 가늘고 긴 신경이 장애를 입으면 하지불안증후군이 일어나기 쉬운 것으로 알려져 있습니다.

──── 파킨슨병

파킨슨병은 신경전달물질인 도파민의 기능에 이상이 생겼다는 점에서 하지불안증후군과 비슷합니다. 발생 연령은 대부분 65세 이상이고, 손발이 떨리며, 동작이 느려집니다.

이전에 저희 연구팀이 조사한 결과, 파킨슨병 환자의 약 10%에서 하지불안증후군 증상이 나타났으며, 파킨슨병이 5년 이상 경과한 후에 하지불안증후군이 잘 발생하는 것으로 나타났습니다. 하지만 왜 파킨슨병 환자들이 하지불안증후군에 잘 걸리는지, 자세한 이유는 아직 모릅니다.

이 두 질환에는 공통점이 많지만, 하지불안증후군 환자가 꼭 파킨슨병에 걸리는 것은 아니란 것이 확실시되고 있습니다.

—— 척수 압박 (마취)

수술 시 등뼈 속을 통과하는 척수에 마취를 걸면, 수술 후 하지불안증후군에 걸리는 경우가 있습니다. 다만 이것은 일과성으로 증상이 지속되지는 않습니다.

마취뿐 아니라 척수가 압박되면서 하지불안증후군 증상이 나타나기도 합니다. 척수가 압박되는 질환으로는 척수 통로가 좁아지는 척추관협착증, 등뼈를 구성하는 추골과 추골 사이에서 쿠션 역할을 담당하는 추간판이 삐져나와 신경을 압박하는 추간판 탈출증이 있습니다.

파킨슨병과 하지불안증후군의 "언뜻 비슷하나 다른 점"

파킨슨병은 서서히 도파민 신경세포가 변성되어 감소하며, 기능을 하지 못하게 됨에 따라 증상이 악화되어 가는 질환이지만, 하지불안증후군 환자에서는 도파민 신경전달물질 수용체가 남아 있습니다.

파킨슨병 환자에서 하지불안증후군이 많은 것은 도파민의 감소와 관계가 있는 것은 아닐까 하는 가능성도 제기되고 있는데, 그렇다면 파킨슨병이 진행한 중증환자에게 잘 일어나겠죠? 하지만 파킨슨병 환자 중 하지불안증후군을 보이는 환자가 반드시 중증은 아닙니다. 이런 점에서 이 두 질환은 "언뜻 비슷하나 다르다는 점"을 기억해주세요.

하지불안증후군을
일으키는 약제

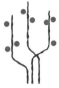

특정 질환 외에도 현재 복용하고 있는 약물이 원인이 되어 하지불안증후군이 발생하기도 합니다.

──도파민 억제제

위나 십이지장에서 신경전달물질인 도파민을 받아들이는 구멍(수용체)을 차단하는 작용이 있는 약제를 복용하면 도파민 전달이 억제되어 위장 작용이 활발해집니다. 이 약들은 구역이나 구토, 식욕부진 같은 증상을 편하게 해주기 때문에 위염이나 위-십이지장 궤양, 담낭 담도 질환에 의한 구역이나 식욕부진이 심할 때 처방됩니다. 일반적으로 제토제라 불리는 약입니다. 이 약을 복용할 때, 일부이긴 하지만, 도파민이 제대로 전달되지 못하게 되어 하지불안증후군이 일어나곤 합니다.

또한 뇌에서 도파민 수용체를 차단하여 과잉된 도파민 신경세포 활동을 억누름으로써 효과를 발휘하는 항정신병약도 비슷하게 작용합니다.

──항우울제

신경전달물질인 세로토닌 전달을 개선시킴으로서 우울증상이나 불안장애 등에 효과를 보이는 항우울제(SSRI나 삼환계 항우울제 등)를 복용하면 하지불안증후군에 쉽게 걸리게 됩니다.

———항히스타민제

알레르기 증상을 개선시키는 효과가 있는 항히스타민제를 복용하다보면, 하지불안증후군을 악화시킬 수 있습니다.

第 **4** 章

다리의
근질거리는
불쾌감은 왜
일어날까?

하지불안증후군의 발생 원인은 아직 확실하지 않습니다. 또한 원인은 한 가지가 아니라 다양할 것으로 생각됩니다. 그중에서도 ①도파민 신경세포의 기능 이상, ②철 결핍, ③유전적 요인 3가지가 대표적 원인입니다. 각기 원인은 다르지만, 모두 뇌가 외부로부터의 자극(근질거림, 통증 등의 불쾌감)을 과잉되게 받아들여 일어납니다.

"근질거리는" 증상은 뇌에서 일어난다!?

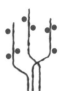

뇌는 우리가 살아가는데 가장 중요한 기관으로, 수천수백억개의 신경세포와 그것을 연결해주는 역할을 담당하는 신경섬유, 혈관 등이 모여 있습니다.

그중에서 신경세포는 뇌로 들어오는 다양한 정보를 받아들이고 그에 대한 반응에 해당하는 지령을 내줍니다. 신경세포는 각각이 착착 접속되어 있는 것이 아니라, 신경전달물질을 통해 정보를 주고받습니다. 신경전

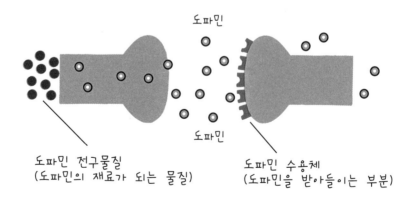

도파민

도파민

도파민 전구물질
(도파민의 재료가 되는 물질)

도파민 수용체
(도파민을 받아들이는 부분)

달물질을 보내는 쪽, 받는 쪽 사이에 틈이 있어, 받는 쪽이 전달물질을 받아들이면서 정보가 전달되고, 대뇌피질이라 불리는 뇌의 사령탑까지 정보가 전달됩니다.

뇌 속에서 A8~A16 영역의 활동은 '도파민'이라는 신경전달물질이 강력히 관여하고 있습니다. '도파민'은 주로 운동 기능에 관계되어 있습니다. '도파민'뿐 아니라 신경전달물질이 적절히 분비되지 않으면 뇌 속 정보전달이 제대로 이루어지지 않게 됩니다.

——자극 차단 기능 저하가 원인일까?

우리 몸은 항상 외부에서 자극을 받고 있습니다. 예를 들어, 다리는 신발이 살에 닿고, 신발이 닿아 있다는 느낌부터, 걸을 때 딛는 지면에서도 자극을 받고 있습니다. 이 자극은 전신 구석구석까지 뻗어 있는 말초신경에서 척수를 통해, 뇌로 전달됩니다. 그리고 자극이 뇌까지 전달됨으로써 "자극을 받고 있다"고 느끼게 됩니다.

이 정보 전달 조절에 큰 역할을 담당하는 것이 '도파민'이라는 신경전달물질로 도파민 조절 기능에 장애를 입으면, 다리가 받아들이는 작은 자극을 뇌가 과민하게 받아들이게 되어, 근질근질 가렵거나 불쾌감을 느끼게 되는 것입니다.

하지만 우리가 일상생활 속에서 발이 신발에 닿았을 때, 일일이 "자극을 받고 있다"는 것을 느끼진 않습니다. 뭔가 반응하지 않으면 위험할 때나 심한 통증이나 가려움 등의 자극을 받았을 때 이외에는 "불필요한 자극"으로 뇌에 전달하지 않도록 알아서 자극 전달을 차단하고 있기 때문입니다. 이 불필요한 자극 차단에 한 역할을 하고 있는 것이 A11(에이 일레븐)이라는 뇌 영역입니다.

그런데 도파민 조절 기능에 이상이 생김으로써 감각 정보를 차단하지 못하다보니 하지불안증후군이 나타나는 것으로 알려져 있습니다.

하지만 이것도 현시점에서 "유력한 가설"이라고 힐 순 없습니다. 왜냐하면 동물실험에서만 실증되어 있을 뿐, 인간의 몸에서도 비슷한 일이 일어나는지 확실하지 않기 때문입니다.

──'도파민'의 일내변동에 의한 영향

앞에서 체온의 일내변동(日內變動)이 하지불안증후군 증상 발현에 영향을 준다는 것을 소개했는데, 실제론 도파민 수용체의 활동에도 일내변동이 있습니다. 하지불안증후군 증상 발생에는 야간의 도파민 수용체 기능 저하에 따른 영향도 있는 것으로 생각됩니다.

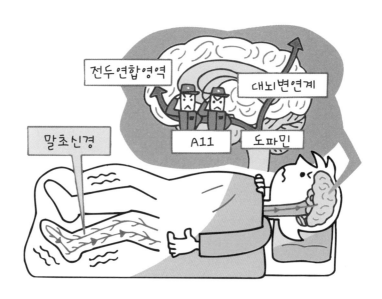

철분이 부족하면 "근질근질" 해지나?

도파민을 만들기 위해서는 '티록신 수산화 효소'라는 원료가 필요합니다. 이 원료를 만들기 위해서는 철분이 필요하기 때문에 철분이 부족해지면 노파민을 충분히 만들어내기 어렵습니다. 철분은 도파민을 받아들이는 측이 충분히 정보를 받아들이기 위해서도 필요한 성분이다 보니, 철분 부족은 도파민의 생성과 전달 양방향에 모두 영향을 미치게 됩니다.

또한 꼭 혈액 중 철분이 부족한 경우가 아니더라도 혈액 중에 쌓여있던 철분이 말초신경에서 중추신경으로 전달될 때, 무언가 장애가 있어 뇌 속으로 제대로 운반되지 않는 경우도 있습니다. 이것은 특히 하지불안증후군을 일으키는 특별한 질환이나 약 복용이 없는 경우(일차성)의 하지불안증후군 환자에서 일어날 가능성이 높은 문제로 생각되고 있으나, 아직 자세히 밝혀지지 않았습니다.

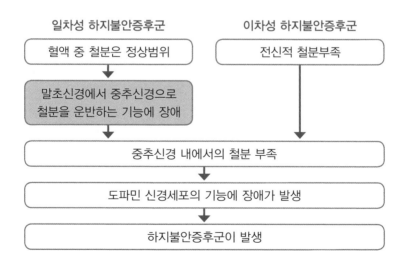

그 외에도 신기능 장애나 척수 장애, 말초신경 장애가 있는 환자분들에게도 하지불안증후군이 나타납니다. 이것은 도파민이나 철 결핍이라는 원인 이외에 의한 것으로 생각됩니다. 또한 환자에 따라서는 여러 원인이 함께 하지불안증후군을 일으켰을 가능성도 있습니다. 아직 자세한 것은 알려져 있지 않지만, 현재 연구가 진행되고 있으므로 추후 밝혀질 것으로 기대합니다.

유전자가 미치는 영향은 어느 정도?

대부분의 하지불안증후군은 원인이 되는 다른 질환이 있거나, 원인이 되는 약을 복용함에 따라 발생합니다. 하지만 특별히 원인이 되는 질환이 없고, 약을 복용하고 있지 않은 환자분들도 많습니다. 이런 경우, 유전자가 관련되어 있을 가능성도 있습니다.

특히, 부모나 형제 등 가족 중에 환자가 있을 경우에는 유전자 영향이 있는 것으로 볼 수 있고, 이와 관련해서 해외에서는 다양한 연구가 진행되고 있습니다. 가족 중, 가만히 있는 것이 힘들다든지, 빈번하게 다리를 움직이는 등의 행동이 나타나지 않는지를 잘 살펴보고, 해당 사항이 있다면 함께 병원에서 진료 받도록 해주세요.

第 5 章

진단할 수 있는 **의사**를
만나는 것이
치료의 지름길

어느 진료과에서
진료를 받으면 좋을까?

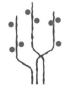

하지불안증후군이 수면장애 중 하나라는 건 지금까지 소개해드린 대로 사실입니다. 하지만 하지불안증후군이란 질환을 알지 못하는 환자 대부분은 다리에 근질근질 가려운 느낌을 느끼거나, 통증을 느끼는 증상 때문에 수면장애 전문의가 아닌 피부과나 정형외과, 내과 등에서 첫 진료를 받게 되는 경향이 있습니다.

이런 진료과에서는 비슷한 증상을 보이는 정형외과, 피부과 등 각 전문 영역 질환으로 오해하여, "하지불안증후군"으로 진단하지 못하는 경우가 있습니다. 그 경우, 각 과에서 처방받은 약을 복용하거나, 바르더라도 증상이 개선되지 않을 뿐 아니라, '다리 불쾌감으로 잠을 자지 못하여 괴로운데, 의사들은 알아주지 않는다'며 고민하는 경우도 적지 않습니다.

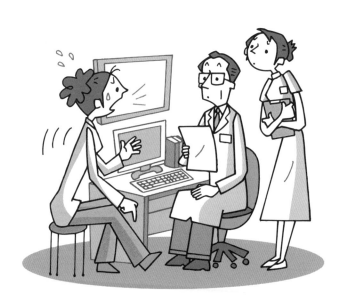

——진단을 갈구하는 환자들

진단을 받지 못하고, 여러 병원, 여러 진료과를 헤매고 다니거나, 다양한 약을 복용하는 등, 적절한 치료를 받지 못하며 여러 해 동안 괴로워하는 환자들 중에는 본원 진료가 4~5번째 병원인 분, 발생 후 진단까지 10년 이상 걸렸다고 하는 분들이 적지 않습니다. 오랜 기간에 걸쳐 푹 자보질 못했다고 호소하는 분들도 있을 정도로 매우 장기간 괴로워하곤 합니다.

——닥터 쇼핑을 하지 않기 위해서

왜 적절한 진단, 치료로 이어지지 못하는 환자들이 많은가 하면 이 질환과 관련된 지식이 일반인 분들 뿐 아니라 의사들 사이에서도 널리 침투해 있지 않기 때문에 어느 진료과에서 진료를 받는 것이 좋을지를 알지 못하는 것이 가장 큰 이유라고 생각합니다.

이 질환에 대한 치료는 수면의료 전문의가 중심이 되어 시행해야 합니다. 현재 조금씩 질환에 대한 인식도 널리 퍼져, 전형적인 증상이 있으면 동네 의사들도 진단, 치료가 가능해져 가고 있지만, 치료의 지름길은 수면의료 전문의의 진료를 받는 것입니다.

증상이 발생한 뒤 기간이 길어지면 증상 조절이 어려운 것이 아닐까를 걱정하는 분들도 있을지 모르지만, 이 질환은 이환 기간이나 증상의 중증도에 상관없이 적절한 치료를 받으면 거의 90% 이상의 환자분들이 개선됩니다. 오랜 기간에 걸쳐 이 증상으로 힘들어 하고 계실 분들도 많이 있을 텐데, 가까운 수면의료 전문의가 있는 병원을 찾아 진료 받아 보도록 합시다.

── 가까이에 전문의가 없는 경우

가까이에 수면의료 전문의가 없을 경우에는 수면외래를 개설하고 있는 병원이나 정신과, 신경내과, 한방내과(신경계 전문) 의사에게 상담 받아 주세요.

최근에는 인터넷으로도 하지불안증후군 치료에 관한 정보를 많이 얻을 수 있습니다. 그중에서 가까운 병원을 찾아보는 것도 가능하므로 참고해 주시길 바랍니다.

어떻게 진찰하나요?

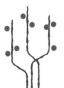

하지불안증후군의 진단은 환자의 이야기를 잘 듣는 것에서부터 시작됩니다. 가족들 중 비슷한 증상이 있는 사람은 없는지 (가족력), 어떤 불쾌감이 있는지, 언제 불쾌감을 느끼는 지와 같은 것을 살펴보아야 합니다.

이런 질문을 통해 감별진단(다른 질환과의 구별)을 해가면서 ①다리를 움직이지 않으면 안될 것 같은 강한 욕구가 있는지, ②안정하고 있을 때 증상이 일어나는지, ③다리를 움직이면 편해지는지, ④밤에 증상이 심해지는지 총 4가지 점에 대해 들어보고, 모두 해당되면 하지불안증후군으로 진단할 수 있습니다.

이런 하지불안증후군의 전형적 증상이 있는 환자의 경우, 문진 만으로도 진단이 가능합니다. 하지만 그중에도 오전부터 증상이 나타나거나, 눕거나 앉아 있을 때 뿐 아니라 계속 서 있을 때도 증상이 있다고 하는 환자들도 있습니다. 이렇게 전형적인 4가지 증상에 딱 해당되지 않는 경우에

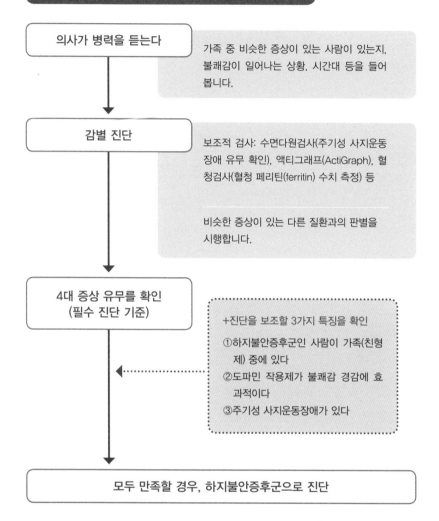

● 하지불안증후군의 진단 방법

| 의사가 병력을 듣는다 | 가족 중 비슷한 증상이 있는 사람이 있는지, 불쾌감이 일어나는 상황, 시간대 등을 들어봅니다. |

감별 진단

보조적 검사: 수면다원검사(주기성 사지운동장애 유무 확인), 액티그래프(ActiGraph), 혈청검사(혈청 페리틴(ferritin) 수치 측정) 등

비슷한 증상이 있는 다른 질환과의 판별을 시행합니다.

4대 증상 유무를 확인 (필수 진단 기준)

+진단을 보조할 3가지 특징을 확인
① 하지불안증후군인 사람이 가족(친형제) 중에 있다
② 도파민 작용제가 불쾌감 경감에 효과적이다
③ 주기성 사지운동장애가 있다

모두 만족할 경우, 하지불안증후군으로 진단

는 ①가족력, ②하지불안증후군 치료제를 복용해서 증상이 감소하는지, ③다리의 실룩거림(주기성 사지운동장애)이 있는지 ―환자 본인은 신경 쓰지 않고 있는 경우가 많으므로 침대를 같이 사용하는 배우자나 파트너에게 잘 들어봐야 하며, 알 수 없는 경우에는 뒤에 서술할 수면다원검사를 통해 조사합니다.—에 대해 알아보고 판단합니다.

　또한 '하지불안증후군인지 아닌지' 뿐 아니라 원인이 될 가능성이 있는 약이나 신체 질환이 있는지에 대해 문진하며, 철 결핍 유무에 대해서도 검사를 해야 합니다.

어떤 검사를
하는가?

　하지불안증후군 관련 검사로는 혈액 중 철분 수치 조사, 안정하고 있을 때 어느 정도 시간 만에 다리를 움직이게 되는지, 취침 중 다리 실룩거림이 어느 정도로 나타나는지에 대한 조사가 있습니다.

——혈액 검사

　체내 철분이 부족하지 않은 지를 조사하기 위한 한 지표로 혈청 페리틴 수치 측정이 있습니다. 페리틴은 철분을 저장해 둘 수 있는 단백질로 식사를 통해 철분을 섭취하면 소화관을 통해 흡수된 철분 중 일부가 페리틴

〈혈청 페리틴 기준참고치〉

남성 : **39.4~340** (ng/mL)
여성 : **3.6~114** (ng/mL)

※ 하지불안증후군이면서 페리틴 수치가 50ng/mL
　이하일 경우에는 환자에게 철분제를 복용하도록
　하여 보충해 갑니다.

으로 체내에 저장됩니다.

페리틴 수치는 체내 철분 저장량을 반영하기 때문에 혈액을 채취하여 혈액 중 페리틴이 감소하는지를 조사함으로써 철분이 부족한지를 알 수 있습니다.

—— 수면다원 검사

야간, 수면 시 상태를 조사하는 검사입니다. 하지불안증후군 50~80% 환자에서는 특징적으로 주기성 사지운동장애라는 다리의 실룩거림이 나타납니다. 이것을 확인하기 위해 시행합니다.

자는 동안 양다리 근육의 움직임 외, 뇌파, 안구운동, 턱 근전도, 호흡, 심전도를 측정하므로 환자에게 센서를 붙이고 하룻밤(8시간 이상)을 기록합니다. 그 사이에 주기성 사지운동장애를 기록하는데, 1시간에 어느 정도 일어나는지, 하룻밤 사이에 어느 정도 발생하는지가 기록되어 주기성 사지운동장애의 빈도를 파악할 수 있게 해줍니다.

수면 중에 일어나는 주기성 사지운동장애는 논렘수면 시 (특히, 야간 전반)에 잘 일어납니다. 환자 자신은 자고 있어서 그다지 신경 쓰지 않지만, 무의식 중에 다리가 실룩거려 수면이 얕아지게 되고 도중에 눈을 뜨곤 하는 경우가 많아 만성적인 수면 부족의 원인이 됩니다.

저희 병원에서는 하지불안증후군으로 진단된 환자분, 가능성이 높은 환자분들 모두에게 이 검사를 시행하고 있으며, 중증도 판정과 치료약 결정을 목적으로 검사를 시행하고 있습니다.

하지불안증후군은 야간 안정 시에 증상이 일어난다는 특징이 있으므로, 수면 시 상태를 정확하게 파악하는 것이 매우 중요합니다. 하지만 이 검사가 가능한 시설이 적다는 점, 하룻밤 입원이 필요하다는 점, 그렇다

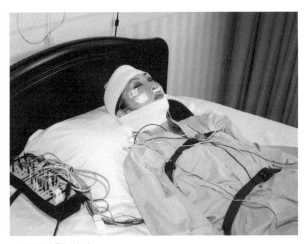

●수면다원 검사

보니 높은 비용이 든다는 점 등의 문제가 있습니다. 문진에서 진단이 가능하다면 우선 필수적으로 해야만 하는 검사는 아닐 수도 있습니다.

──하지정지 검사(SIT)

SIT(suggested immobilization test)라 불리는 운동억제 검사는 환자 다리에 발생하는 불쾌감의 정도와 불쾌감이 일어나는 상태에서의 주기성 사지운동장애 유무를 조사하는 검사입니다. 이 검사는 수면다원 검사 시작에 앞서 오후 9시 경부터 전극을 붙이고 45도 정도 기울인 리클라이닝 의자에 다리를 뻗고 앉아 60분간 눈을 뜬 상태로 안정하며 시행합니다.

SIT에서는 증상의 중증도 평가를 위해 가만히 있는 상태에서 5분에 한 번 씩 측정합니다. 100mm 선상에 참을 수 없는 불쾌감을 100(mm), 전혀 신경 쓰이지 않는 상태를 0(mm)이라고 했을 때 5분 후 불쾌감을 100분의 10(mm), 15분 후의 불쾌감을 100분의 30(mm) 등과 같이 환자 스스로

수면의 수수께끼

　사람은 잠에 들면, 논렘수면과 렘수면으로 구성된 사이클을 형성하며 이 사이클이 약 90분마다 반복됩니다. 논렘수면 시의 깊은 수면은 대뇌에 휴식을 가져다주지만, 렘수면은 꿈을 보는 잠으로 비교적 뇌가 활동하는 상태입니다. 일반적으로 새벽녘이 되면 렘수면 시간이 길어집니다.

　주기성 사지운동장애는 일반적으로 논렘수면 시에 잘 일어나며, 이 때문에 잠이 옅어져 잠에서 잘 깨게 됩니다. 밤중에 몇 번씩 눈을 뜨게 되면, 깊은 잠을 이루지 못한 채 아침이 되어버리는 경우도 있습니다. 그 때문에 뇌도 몸도 피로가 해소되지 않아, 피로가 쌓이게 됩니다.

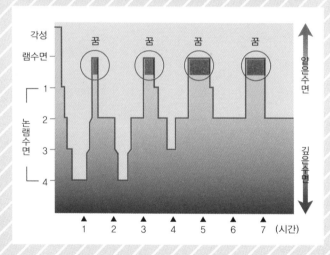

● 렘수면과 논렘수면

가 평가해 갑니다. 하지불안증후군 환자는 가만히 있으면 증상이 샘솟아오르며 서서히 불쾌감이 심해집니다. 물론 참을 수 없으면 도중에 검사를 중지해도 되므로 걱정하지 않아도 됩니다.

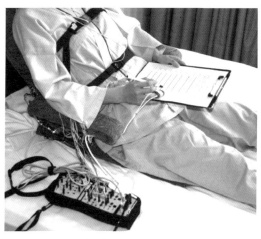

●하지정지 검사(SIT)

──── 액티그래프(ActiGraph)

야간에 손목시계 사이즈의 중력 센서를 다리에 차고서 주기성 사지운동장애 유무와 정도를 측정하는 검사입니다. 수면다원 검사를 실시할 수 없을 경우에 많이 시행하며, 다소 오차가 있기도 하지만, 다리에 장착하기만 하면 된다는 장점이 있습니다. 다리에 장착만 하면 되기 때문에 하루 밤뿐 아니라 며칠 정도 지속하며 측정할 수 있다는 것도 큰 특징입니다.

──── 기타 검사

하지불안증후군은 척추관 협착증이나 요추전방전위증, 추간판 탈출증 등 척수에 영향을 미치는 지병이 있으면 발생 위험이 높아집니다. 그 때문에 척추나 말초신경 기능을 조사하는 신경전기생리 검사(다리에 자극을 주었을 때 전도속도와 반사를 조사함)를 시행하기도 합니다. 또한 말초신경 장애가 있는 환자에서도 비슷한 신경전기생리 검사를 시행하기도 합니다.

수면다원 검사는 하룻밤 입원이 필요한데, 하지불안증후군 검사는 혈액 검사를 빼고는 통증이 동반되지 않으므로 안심하고 받아주세요.

"우선 투약" 해보면서 상태를 지켜보기도

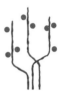

증상이 전형적이면 진단은 어렵지 않습니다. 하지만 움직일 때 증상이 개선되지 않을 경우, 야근 시간대에 근무하는 사람처럼 생활 리듬이 들쭉날쭉하여 증상이 반드시 밤에 심해지지 않는 경우 등, 4대 증상 모두에 해당되지 않을 수 있습니다. 이런 경우 도파민계 제제를 소량 복용시켜 그 효과를 지켜보기도 합니다. 도파민계 제제를 복용하고 증상이 개선된다면 하지불안증후군이라고 판단할 수 있기 때문입니다.

헷갈리기 쉬운 다른 질환

하지불안증후군과 비슷한 증상을 보이는 질환도 있는데, 이런 질환들은 하지불안증후군 치료를 하더라도 좋아지지 않습니다. 적절한 치료를 위해선 비슷한 질환과의 감별(감별 진단)이 필요합니다.

감별 진단은 이 질병의 특징인 4대 증상을 포인트로 시행합니다.

──정좌불능(좌불안석증)

　정신질환 치료에 사용되는 항정신병약에 의한 부작용으로 많이 나타나는 증상으로 가만히 앉아 있는 것이 불가능해 지거나 몸을 움직이지 않고는 버틸 수 없는 상태입니다. 가만히 있을 수 없다는 점, 수면장애를 일으킨다는 점 등에서 하지불안증후군과 매우 비슷합니다. 하지만 증상의 일내변동 유무라는 차이가 있습니다. 하지불안증후군은 야간으로 갈수록 증상이 심해진다는 특징이 있지만, 정좌불능은 그렇지 않습니다. 이것이 감별 진단의 포인트입니다.

──야간하지경련

　일반적으로 '장딴지 쥐'로 불리는 것으로 자는 도중 종종 일어납니다. 장딴지 쥐는 혈액 중 나트륨과 칼슘과 같은 전해질 밸런스가 무너져 일어납니다. 주기성 사지운동장애와 헷갈리기 쉽습니다. 하지만 야간하지경련은 주기적 실룩거림은 없고, 안정하고 있을 때 일어나며, 움직여주면 경감된다는 하지불안증후군의 특징을 보이지 않습니다.

다리통증 및 발가락 운동증후군
──(syndrome of painful legs and moving toes)

　그다지 들어본 적 없는 용어일 것입니다. 병명 그대로 발가락이 아프고, 굽혔다 폈다하는 운동이 자신의 의사와는 관계없이 반복되는 질환입니다. 이 질환은 통증이 길게 이어진다는 점, 움직여도 통증이 이어진다는 점, 하루 중 증상 강약에 변동이 없다는 점, 수면 중에는 통증이 줄어들어 발가

락을 굽혔다 폈다하지 않는다는 점에서 하지불안증후군과 다릅니다.

── 혈관 질환

폐색성 동맥경화증 같은 혈관 장애에서도 다리에 통증이 일어납니다. 이 경우, 걸을 때 다리에 이상 감각과 통증 등을 느끼는 경우가 많아 걷는 것이 고통스러워지나, 조금 휴식하면 증상은 개선됩니다. 이것이 하지불안증후군과는 정반대가 되는 것으로 안정 시에 증상이 있는지 여부가 감별 포인트입니다.

하지만 이 질환과 하지불안증후군이 합병된 환자분들도 많습니다. 전문의에게 방문하여 제대로 감별해 주는 것이 중요합니다.

의사에게 어떤 증상을 이야기해야 하나요?

환자에 따라 불쾌한 증상을 느끼는 방식에 차이가 있게 마련입니다. 하지불안증후군과 비슷한 증상을 보이는 질환도 있기 때문에 스스로의 증상을 되도록 정리해서 전달하는 것도 올바른 진단으로 이어지는데 중요합니다. 여기에서는 정리 포인트를 설명하겠습니다. 체크표 (82페이지)에도 정리해 두었으므로 진료 받을 때 활용해 주세요.

── 어떤 불쾌감인가?

'근질근질하다' '아프다' '벌레가 기어가는 것 같은 느낌' '찌릿찌릿하다'

'뜨겁다' 등처럼 증상을 표현해 주세요. 이 중 어떻게도 표현하기 어려운 경우에는 느낀 그대로 전달합시다.

——증상이 어떻게 다가오는가?

하지불안증후군은 가벼운 경우 일상생활에 그다지 영향이 없지만, 수면을 취하기 어렵게 되어, 우울해져 버리는 경우도 있습니다. 또한 환자들 중에서도 특히 중증인 경우에는 '다리를 잘라버리고 싶다'고도 호소할 정도로 괴로움을 안고 있는 경우가 있습니다. '다리 속에 손을 넣어 긁고 싶다'처럼 증상과 관련된 느낌부터 '밤이 오는 것이 두렵다' 같은 증상에 의해 생기는 감정까지 매일 매일의 다양한 증상을 그대로 의사에게 전달해 주세요.

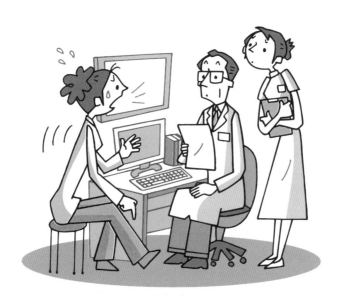

——증상의 출현 양상을 구체적으로 전달합시다

하지불안증후군은 야간이 될수록 증상이 심해지고, 움직이면 편해지는 증상 출현 양상의 특징이 있는 질환입니다. 대부분 침대에 들어가 잠들기 전에 고통스러우나, 일단 잠들고 도중에 눈을 뜬 뒤부터 증상이 시작되는 사람도 있습니다. 증상이 어느 시간대에 일어나는지, 증상이 나타났을 때 자신의 상태(옆으로 누워있었는지, 앉아있었는지 등)를 메모해 두면 진찰 받을 때, 좋습니다. 증상 빈도나 몇 시 경에 시작되어 몇 시 경에 사라지는 지도 기록해두도록 합시다.

——인지기능 장애가 있는 고령자라면

치매 환자라도 경증 치매라면 다리 불쾌감을 전달할 수 있으므로 특별히 진단이나 치료에 영향을 받지 않습니다. 하지만 다리 불쾌감 때문에 불면이 발생하면 수면 리듬이 무너져 버리기 때문에 치매 증상 중 하나인 섬망이 쉽게 나타날 수 있습니다. 수면부족 때문에 낮 시간 꾸벅꾸벅 조는 경우도 많고, 인지기능이 실제 이상으로 나쁘게 보이는 등, 부가적인 증상을 일으킬 수 있으므로 주의가 필요합니다.

〈증상 전달 방법〉

☐ 다리를 너무 움직이고 싶어 움직일 수밖에 없다

어느 부위의 불쾌감인가? (해당되는 것 모두 체크)

☐ 장딴지　　　☐ 허벅지　　　☐ 발목　　　☐ 배　　　☐ 손목　　　☐ 기타 (　　　)

어떤 불쾌감인가? (해당되는 것 모두 체크)

☐ 쑤심	☐ 불안이 부풀어 오르는 듯	☐ 물이 흐르는 듯한 느낌
☐ 잡아끄는 듯한 느낌	☐ 다리를 잘라버리고 싶다	☐ 여기저기 돌아다니지 않을 수 없다
☐ 뜨거움	☐ 고함치고 싶음	☐ 전기가 흐르는 듯한 느낌
☐ 초조, 실룩거림	☐ 찢어지는 느낌	☐ 아픔
☐ 가만히 있을 수 없음	☐ 벌레가 기어가는 듯한 느낌	☐ 제자리걸음 하고 싶음
☐ 화끈거림	☐ 표현할 수 없는 고통이 있음	☐ 안달남
☐ 불쾌해서 참을 수 없음	☐ 욱신거림	☐ 아프고 가려움
☐ 타오르는 듯한 느낌	☐ 근질거리는 듯한 느낌	☐ 움직이지 않고는 버티기 어려움
☐ 차가움	☐ 근질근질 가려움	☐ 통증이 심해진다

언제 불쾌감이 있는가? (해당되는 것 모두 체크)

☐ 가만히 있을 때　　　☐ 옆으로 누워있을 때

☐ 앉아 있을 때　　　☐ 서 있을 때　　　☐ 기타 (　　　)

증상이 가장 심한 시간대는?

☐ 아침에 일어났을 때　　☐ 오전 중　　☐ 오후　　☐ 저녁　　☐ 밤　　☐ 자기 전

☐ 수면 도중 눈을 떴을 때　　☐ 기타 (　　　)

증상이 편해질 때는? (해당되는 것 모두 체크)

☐ 움직일 때　　☐ 걸을 때　　☐ 목욕할 때

☐ 마사지 받을 때　　☐ 두드렸을 때　　☐ 기타 (　　　)

수면 상태는?

☐ 잘 잔다　　☐ 수면의 질이 나쁨　　☐ 수면 도중에 눈을 뜨고, 이후 잘 수 없음

☐ 잠이 얕음　　☐ 새벽녘까지 잘 수 없음　　☐ 아침에 일어났을 때 피로가 사라지지 않음

평균 수면 시간은? (　　　)시간

중증도
산출 방법

하지불안증후군은 발생에서 치료까지의 기간, 증상의 중증도와 치료 효과 유무는 관련이 없습니다. 이환 기간이 길고, 증상이 중증이더라도 적절한 치료를 하면 90% 이상의 환자가 개선됩니다. 하지만 중증도를 자세히 살펴보는 것은 치료 방법과 치료약의 양을 선택하기 위해 중요합니다.

하지불안증후군 진단에 사용되는 중증도 스케일로 간단하게 체크할 수 있습니다. 본원에서도 내원하신 환자분들에게 우선 이 스케일을 체크하도록 하고 있습니다.

─── 중증도 스케일이란?

자각증상을 통해 중증도를 평가하기 위한 것으로 많은 병원에서 사용되고 있는 국제 하지불안증후군 평가척도(IRLS)라는 질문표입니다. 증상의 중증도와 빈도, 야간 수면 상태나 주간 피로의 정도, 기분 등 10개 항목의 질문에 답하기만 하면 됩니다. 답변은 점수화되어 IRLS에서는 0~10점을 경증, 11~20점을 중등증, 21~30점을 중증, 31점 이상을 최중증으로 평가합니다. 실제로 환자의 이야기를 들어본 결과, 일상생활에 영향을 미치는 경우는 15점 이상이라는 인상을 받았습니다.

─── 당신의 중증도는?

우선은 일상생활에서의 다리 불쾌감과 그로 인해 생활에 어떤 영향이

년   월   일   성함:

다음 10가지 질문에 답해주세요. 각 질문에서 가장 딱 맞는 증상 점수를 기록해 주시고, 합계란에 모든 점수 합계를 기록해 주세요.

---

①최근 1주간을 전체적으로 볼 때, 하지불안증후군으로 인한 다리와 팔의 불쾌한 감각은 어느 정도입니까?

매우 심하다: 4점   심하다: 3점
중간 정도: 2점   약하다: 1점
전혀 없음: 0점

점

---

②최근 1주간을 전체적으로 볼 때, 하지불안증후군 증상 때문에 발생하는 움직이고 싶은 욕구가 어느 정도입니까?

매우 심하다: 4점   심하다: 3점
중간 정도: 2점   약하다: 1점
전혀 없음: 0점

점

---

③최근 1주간을 전체적으로 볼 때, 하지불안증후군 증상으로 인한 다리 또는 팔의 불쾌감이 움직였을 때 어느 정도로 가라앉습니까?

전혀 가라앉지 않는다: 4점
조금 가라앉는다: 3점
중간 정도: 2점
완전히 사라졌다, 또는 거의 사라진다: 1점
증상이 없었다: 0점

점

---

④하지불안증후군 증상으로 인한 수면 장애는 어느 정도로 심한가요?

매우 중증: 4점   중증: 3점
중간 정도: 2점   가벼움: 1점
전혀 없음: 0점

점

---

⑤하지불안증후군 증상으로 인한 낮 시간 피로감 또는 졸림은 어느 정도로 심한가요?

매우 중증: 4점   중증: 3점
중간 정도: 2점   가벼움: 1점
전혀 없음: 0점

점

---

⑥전체적으로 하지불안증후군은 어느 정
도로 심한가요?

매우 중증: 4점   중증: 3점
중간 정도: 2점   가벼움: 1점
전혀 없음: 0점

점

⑦하지불안증후군이 어느 정도 빈도로 일
어나나요?

1주 6~7일: 4점   1주 4~5일: 3점
1주 2~3일: 2점   1주 1일: 1점
전혀 없음: 0점

점

⑧하지불안증후군 증상이 평균 어느 정도
지속되나요?

24시간 중 8시간 이상: 4점
24시간 중 3~8시간: 3점
24시간 중 1~3시간: 2점
24시간 중 1시간 미만: 1점
전혀 없음: 0점

점

⑨최근 1주간을 전체적으로 볼 때, 하지불
안증후군 증상이 당신이 일상생활을 해
나가는데 어느 정도 영향을 주나요? 예
를 들어, 가족들과의 생활, 가사, 사회
생활, 학교생활, 일 등에 대해 생각해보
세요.

매우 심한 영향을 준다: 4점
심한 영향을 준다: 3점
중간정도 영향을 준다: 2점
가벼운 영향을 준다: 1점
전혀 없음: 0점

점

⑩하지불안증후군 증상에 의해 (예를 들
어) 화남, 우울, 슬픔, 불안, 초조와 같
은 기분 장애가 어느 정도로 심하게 발
생하나요?

매우 중증: 4점   중증: 3점
중간 정도: 2점   가벼움: 1점
전혀 없음: 0점

점

합계   점

발생하는지 생각하며 체크해 보세요.

특히 잠을 잘 수 없을 정도의 괴로운 증상이 주2회 이상이라면 QoL(삶의 질)에 크게 영향을 미치게 된 것입니다. 기준선이 되는 섯은 15짐 이상으로 본원에서 치료 중인 외래 환자분의 치료 전 평균은 22~23점입니다.

하지만 중증도 스케일은 적절한 치료로 이어지게 하기 위한 지표이며, 중증도가 높다고 해서 치료가 어렵다는 비관을 할 필요는 없습니다. 또한 반드시 효과가 센 약을 복용해야 할 필요도 없습니다. 중증도 평가 결과는 올바른 진단과 치료를 위해 다양한 검사와 일상생활 상태에 대해서 들은 내용을 통해 환자분에게 어떤 치료가 좋을까를 의사가 생각해 가기 위한 기준일 뿐입니다.

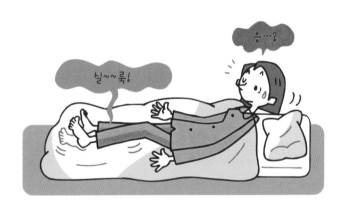

第 **6** 章

90%의 환자는
증상이
개선된다!

일상생활에 지장이 있다면 치료 시작!

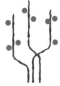

하지불안증후군은 생명과 직접 관련된 질환은 아닙니다. 하지만 증상 때문에 일상생활에 다양한 지장이 일어나곤 합니다. 증상을 최소한으로 억눌러 불면이나 주간 피로감을 경감시키며, 활동성을 높여 사람다운 삶을 살도록, QoL(삶의 질)을 높이는 것이 치료의 목적입니다. 약간 다리의 불편감이 있더라도 일상생활에 지장을 주지 않을 정도라면 약을 복용할 필요는 없습니다.

증상을 효과적으로 억눌러 주는 약이 있는데, 이 질환의 기전은 아직 다 알지 못하는 측면도 많다보니 완전하게 치료해 버리는 근본 치료는 아직 없습니다. 증상을 억눌러 이 병과 함께 어울려 지내도록 하는 것이 중요하므로 적극적으로 스스로의 증상을 경감시키기 위해 노력해야 합니다.

——비약물요법과 약물요법을 병용하자

치료는 크게 비약물요법과 약물요법으로 나누어집니다. 증상이 가볍다면, 대부분 약에 의존할 필요 없이 일상생활 개선과 같은 노력을 통해 증상을 경감시킬 수 있습니다. 중증도 스케일로 15점 이하라면 이 방법을 사용하면 됩니다. 일상생활 개선 노력만으로도 증상이 가라앉고 QoL 개선을 할 수 있습니다.

일상생활 개선 노력으로 좋아지지 않는다면 약물요법을 시행하는데, 그 경우에도 되도록 적은 약 용량으로 억누르기 위해 일상생활 개선에 대한 노력을 병행하는 것이 중요합니다.

비약물요법
• 원인이 되는 질환을 치료한다 　(철 결핍성 빈혈에 대한 철분제 복용 등)
• 하지불안증후군의 요인이 될 수 있는 약물 　중지
• 증상을 악화시키는 물질을 피한다 　(카페인, 알코올 같은 기호품, 자극성 물질)
• 안정된 수면을 취한다
• 다리 마사지 　(피곤할 때는 특히 중요)
• 낮 동안 적절한 운동을 한다
• 증상으로부터 주의를 환기시킨다
• 식생활을 바로 잡는다

약물요법
• 도파민 작용제 　(프라미펙솔 등)
• 도파민 제제 　(레보도파 등)
• 오피오이드 제제
• 항전간제

하지불안증후군의 비약물요법

　하지불안증후군의 비약물요법에는 몇 가지 방법이 있습니다. 그중에서도 원인이 되는 질병 치료나 원인이 되는 약물 중지에 대해서는 하지불안증후군 진단을 해준 의사뿐 아니라 원래의 약을 처방해 준 주치의와도 충분한 상담을 하는 것이 중요합니다. 그 이외에는 스스로 자신에게 맞는 방법을 찾아보아 증상 개선을 도모하는 것이 좋습니다.

——원인이 되는 질환을 치료한다

　철 결핍이 있으면 필요에 따라 철분제를 복용합니다. 또한 철분 부족의 원인이 되는 질환도 가능하다면 치료해야만 하므로 관련 주치의와 상담해 주세요.

——하지불안증후군의 요인이 될 수 있는 약물 중지

하지불안증후군을 일으킬 수 있는 약물로 치료하는 환자라면 약을 감량하여 증상을 개선시킬 수 있습니다. 다만 약을 감량하다보면 원래 있던 질환이 악화되기도 하므로 자가 판단하지 말고 의사와 잘 상담해 가며 약종류를 줄이거나, 감량해 가는 것이 중요합니다.

——증상을 악화시키는 물질(기호품, 자극성 물질)을 피한다

커피에 함유된 카페인이나 알코올, 담배는 하지불안증후군을 악화시킵니다.

카페인: 커피, 홍차, 녹차에는 카페인이 들어있습니다. 하지불안증후군은 카페인이 작용하는 아데노신수용체 기능의 영향을 받으므로 카페인을 많이 섭취하면 증상이 악화되는 것으로 알려져 있습니다. 또한 여기에 함유된 탄닌 성분을 채소나 해조류에 많이 함유된 철분(비헴철)과 함께 섭취하면 철분 흡수율이 저하됩니다. 톳이나 바지락 등을 통해 비(非)헴철을 섭취한 후 녹차를 한 잔…… 하면, 모처럼 섭취한 철분을 제대로 흡수하지 못하므로 주의해 주세요.

야간 수면이 얕아 수면의 질이 떨어지면, 낮 동안 심하게 졸린데 이걸 이겨내기 위해 커피를 마셔버리게 되면 야간에 다시 증상이 악화됩니다. 카페인은 대략 4시간 정도 만에 약 반 정도가 배설되므로 특히 증상이 일어나기 4시간 정도 전부터는 의식적으로 카페인이 들어있는 음식물을 섭취하지 않도록 해주세요.

알코올: 알코올은 종류에 관계없이, 하지불안증후군을 악화시킵니다. 특히 증상이 심하여 잘 수 없을 때, 잠을 자보려고 알코올을 마시는 분들도 많은 것으로 압니다만, 증상이 악화되어 오히려 잠을 더 자지 못하게 되어버리곤 할 수 있으므로 주의해 주세요.

어떤 환자분은 이른바 조금 취한 상태, 약간 눈이 또렷해지는 정도로 취하면 증상에 더욱 민감해져 힘들다고 합니다. 그렇다고 해서 거하게 취해 잠들어 버릴 정도로 마시는 것도 건강을 위해 좋지 않은데, 이렇게 하면 다음 날 증상이 더욱 심해져 버립니다. 따라서 알코올은 피해주세요.

담배: 담배를 펴도 악화될 수 있습니다. 건강을 위해서라도 금연이 가장 좋은 방법인데, 하지불안증후군 증상 악화를 막기 위해서라면 저녁 이후에는 흡연하지 않는 것도 한 방법입니다.

하지불안증후군은 지속적인 치료가 필요한 질환으로, 약을 복용하더라도 비약물요법을 나날이 실천하는 것이 중요합니다. 이 질환 치료를 계기로 금연을 시도해 보고자 한다면, 주치의와 상담해 가며 금연 치료를 시작하는 것도 좋겠지요.

——안정된 수면을 취한다

수면을 제대로 취하지 못하면, 몸의 피로도 해소되지 못하고, 머리도 잘 돌아가지 않게 되어 점차 감정 조절이 잘 이루어지지 않는 등, 심신 모두 영향을 받게 됩니다. 이것은 대뇌가 끊임없이 일을 지속한 결과입니다. 이처럼 수면은 심신 건강을 위해 없어선 안 될 존재입니다.

인간의 평균 수면 시간은 7시간 정도로 알려져 있는데, 6시간이면 부족, 9시간 정도라면 충분하다고 이야기할 수는 없습니다. 짧은 시간밖에

라이프스타일과 하지불안증후군

임신 중 음주나 흡연은 태아에게 큰 영향을 주지만, 하지불안증후군에도 악영향이 있는 것으로 알려져 있습니다. 2005년 실시한 조사에 따르면, 음주도 흡연도 하지 않은 임산부의 하지불안증후군 유병률이 4.5%였던데 비해, 음주 흡연을 한 임산부에서의 유병률은 10.2%로 매우 큰 차이가 있었습니다.

음주, 흡연은 하지불안증후군 증상을 악화시키는 요인이기도 하며, 임신 자체도 원인 중 하나입니다. 이 3가지 요인이 모두 겹침으로써, 이렇게 높은 숫자가 나왔다고 생각됩니다.

자지 못했더라도 상쾌하게 일어날 수 있을 때와 몇 시간을 자더라도 피로가 줄지 않는다는 느낌이 들 때가 있는 것처럼 수면은 시간뿐 아니라 "질"도 중요합니다.

하지불안증후군 환자분들은 잠들기 어렵거나, 눈을 뜬 후 좀처럼 잠을 자지 못하거나, 밤중에 몇 번씩 깨게 되는 등 수면의 양과 질 모두 떨어져 버립니다. 그 결과 스트레스가 심해지거나 우울 상태로 빠져버리는 분들도 적지 않습니다.

규칙적인 취침과 기상을 하고, 취침 직전에는 몸을 이완시키도록 신경쓰는 것만으로도 수면은 변해갈 수 있습니다. 안정적인 수면을 취하기 위한 노력을 해주세요. 수면이 부족해지면 다리 불쾌감이 심해질 가능성이 있기 때문에 충분한 수면을 취할 수 있도록 노력해 주는 것은 매우 중요합니다.

──다리 마사지

환자에 따라 개인차가 있지만, 자기 전 마사지를 함으로써 하지불안증후군 증상이 완화될 수도 있습니다. 특히 격렬한 운동을 한 날에는 정성들여 마사지를 하곤 하는 분들도 있습니다. 스스로 증상 완화를 시키는 마사지 방법을 개발해 보는 것도 괜찮습니다.

그리고 저녁부터 야간 사이에 가벼운 운동을 하는 것은 문제가 되지 않지만, 격렬한 운동은 오히려 증상을 악화시키는 경우도 있기 때문에 주의해야 합니다. 그 외, 차가운 물로 샤워를 하거나 따뜻한 목욕물로 몸을 덥혀주는 등의 방법도 시도해 볼 수 있는데 어떤 방법이 좋은지는 개인차가 있기 때문에 스스로의 방법을 찾아야 합니다.

──낮 동안 적절한 운동을 한다

낮에 격렬한 운동을 하거나 반대로 전혀 움직이지 않으면, 하지불안증

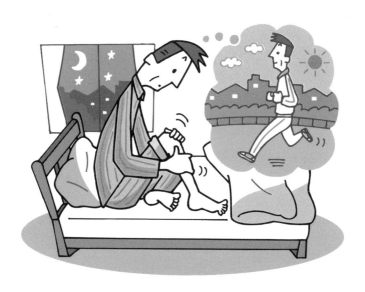

①자극을 피한다

수면은 신체와 뇌를 쉬게 하기 위해 필요합니다. 하지만 외부의 빛이나 TV 소리 같은 자극은 수면을 방해합니다. 커튼을 치고, 전기를 끄는 등 잠들기 위한 환경을 만들어 봅시다. 잠자리에 들 때는 심신을 이완시킬 수 있는 음악을 틀어 두는 것도 좋겠지요.

②온도, 습도를 체크

질 좋은 수면을 위해서는 온도, 습도 관리도 중요합니다. 숙면을 위해 침상 온도를 32℃ 전후, 여름에는 제습기, 겨울에는 가습기를 설치하여 습도는 40~60%로 유지하도록 합시다.

③잠옷도 기능성을 중시하여

우리는 하룻밤 자는 동안 1컵 분량의 땀을 흘리는 것으로 알려져 있습니다. 흡습성이 좋은 소재 잠옷을 착용하여 땀으로 인한 불쾌감을 줄여 봅시다.

④베개 높이도 주의

베개는 수면의 질을 크게 좌우합니다. 아침에 일어났을 때 목과 어깨가 뭉치는 사람들은 베개가 맞지 않는 것일지 모릅니다. 몸 뒤척임이 편하며, 목에 추가적인 힘이 가해지지 않을 정도의 높이로 베개를 조절해 봅시다. 너무 부드러운 베개를 사용하면 머리가 푹 꺼지므로 어느 정도 단단한 베개를 고르도록 합시다.

후군 증상이 잘 발생하게 됩니다. 워킹 같은 적절한 강도의 운동을 해봅시다.

─── 증상으로부터 주의를 환기시킨다

뭔가 다른 일에 집중하다 보면 증상에 대한 주의 집중이 흐려집니다. 좋아하는 일에 집중하는 시간을 가져봅시다. 다만 격렬한 운동은 증상을 오히려 악화시킬 수 있습니다.

─── 식생활을 바로 잡는다

특히 젊은 여성의 경우, 하지불안증후군이 철 결핍에 의해 잘 일어납니다. 철분을 많이 함유한 식재료를 섭취하고, 식사를 빼먹지 않는 등의 노력을 해야 합니다.

'제6차 개정 일본인 영양소요량'에서 월경을 하는 여성(12~69세)의 1일 철분 소요량은 12mg으로 제안했는데, 식생활 편향이나 다이어트 등의 영향으로 여성의 경우, 특히 철분이 부족해지기 쉽습니다.

하루 철분 소요량은 96페이지에 제시한 표와 같습니다. 특히 월경을 하고 있는 여성은 1일당 소요량이 더욱 증가됩니다. 철이 풍부한 식품으로는 돼지 간, 계란 노른자, 키나가루(powdered cinchona), 마른 멸치, 해조류, 어패류 등이 있습니다. 철분은 크게 고기나 어류에 많이 함유된 헴철과 채소나 해조류에 많이 함유된 비헴철로 나누어집니다. 체내에 잘 흡수되는 것은 헴철이므로 적극적으로 섭취해 주는 것이 좋은데 보다 흡수율을 높이기 위해서는 비헴철도 함께 섭취해 주세요. 톳 조림이나 간 부추 볶음 같이 밸런스가 좋은 음식을 평소부터 식사 시 섭취해 주세요.

● 영양소요량(철)

연령(세)	소요량 (mg/일)		허용상한 섭취량 (mg/일)
	남성	여성	
0 ~ (月)	6		10
6 ~ (月)	6		15
1 ~ 2	7		20
3 ~ 5	8		25
6 ~ 8	9	9	30
9 ~ 11	10	10[*1]	35
12 ~ 14	12	12	35
15 ~ 17	12	12	40
18 ~ 29	10	12	40
30 ~ 49	10	12[*2]	40
50 ~ 69	10	10	40
임산부		+8	40
수유부		+8[*3]	40

*1 11세 여성은 12mg/일
*2 폐경 후 10mg/일
*3 분만 후 6개월간

(제6차 개정 영양소요량)

● 철분이 많이 함유된 주요 식품 (식품 100g 당 함유량)

파래 (건조)	74.8mg
톳 (건조)	55.0mg
목이버섯 (건조)	35.2mg
조개 조림	35.2mg
말린 멸치	18.0mg
분말 차	17.0mg
말린 새우	15.1mg
돼지고기 (간)	13.0mg
닭고기 (간)	9.0mg
파슬리	7.5mg
메주콩	6.8mg

또한 철분 흡수를 도울 수 있는 비타민 C가 많이 함유된 감귤류, 감, 딸기, 녹황색 채소, 감자, 고구마 등도 함께 섭취해 주면 좋습니다. 동물성 단백질에도 철분 흡수를 높여주는 작용이 있습니다.

육체적 피로뿐 아니라 정신적 스트레스도 증상 출현에 영향을 줍니다. 스트레스가 심하면 근질거리는 느낌도 쉽게 느껴집니다. 다리의 불쾌한 증상 때문에 불면에 이르고, 우울이나 불안장애 등 스트레스가 많아지는 상태가 되면 더욱 증상이 악화되어 버리는 악순환에 빠지게 됩니다.

이와 같은 비약물요법은 개개의 환자가 일상생활 속에서 노력해 보는 수밖에 없습니다. 인터넷 정보도 활용해 가며 적극적으로 정보를 수집하고, 일상생활 속에서 할 수 있는 것은 실천해 보도록 해주세요.

하지불안증후군 약물요법

약물요법은 중증도 스케일 상 중등도 이상인 환자분이나 경증이더라도 일시적으로 증상이 심하게 나타나는 환자, 지금까지 서술한 비약물요법의 효과가 떨어지는 환자에게 시행합니다.

약물요법은 효과가 좋아서 1종류의 약으로도 80%, 그 외의 약을 조합하면 90% 이상의 환자에서 생활에 지장이 없을 정도로 완화시킬 수 있습니다. 다만 근본적 치료가 아니라 어디까지나 약 복용을 통한 증상 억제 치료입니다.

도파민계 제제는 빠른 사람에서는 복용한 그 당일부터 증상이 개선되며, 늦더라도 수일~수주 내에 대부분의 환자분들에서 효과가 나타납니다.

——철분제

하지불안증후군의 큰 원인 중 하나를 들자면 철 결핍이 있습니다. 혈청 페리틴 수치가 낮은 만성적인 철 결핍 환자의 경우, 식생활 개선 만으로는 철 결핍 개선이 어려워 철분제를 보충하는 것이 중요합니다. 철 결핍이 원인인 경우에는 철분제 투여만으로도 증상이 개선되곤 합니다.

하지만 철분제를 복용하더라도 바로 철 결핍이 개선되는 것은 아니며, 개인차도 있습니다만 적게는 수주에서 많게는 수개월 정도 시간이 걸립니다. 따라서 우선은 이전에 서술한 하지불안증후군 치료약을 병용하면서 증상 완화를 도모하고, 혈청 페리틴 수치가 상승하면 병용하던 약을 중지하고, 철분제 보충만으로 변경하기도 합니다.

또한 중증도 스케일이 15점 이하인 경증 환자분들도 철 결핍 상태에 있는 환자가 적지 않습니다. 경증이며 일상생활에 지장이 없다면 약물요법 대상은 아니지만, 대량으로 카페인을 섭취하거나 격렬한 운동을 했을 때 등 생활환경에 따라 수일간 집중적으로 증상이 심하게 나타나는 경우도 있습니다. 경증이더라도 혈청 페리틴 수치가 낮을 경우, 식생활 개선과 함께 필요하다면 철분제 복용을 하도록 합시다.

하지만 철분제는 위장장애나 변비, 구역 등의 부작용을 일으킬 수 있습니다. 부작용의 대부분은 복용시작 초기(1~2주 이내)에 일어나므로 신경 쓰이는 증상이 발생한 경우에는 주치의와 상담하여 용량을 조절해 주세요. 부작용이 심하여 지속적인 복용이 힘든 경우에는 복용 횟수를 줄이거나 어느 정도까지 혈청 페리틴 수치가 상승한 단계에서 복용을 중지하도록 합니다.

── 도파민계 제제

도파민계 제제에는 도파민 작용을 좋게 하는 도파민 작용제와 뇌내 도파민으로 전환되는 도파민 제제가 있습니다.

하지불안증후군을 일으키는 원인 중 하나가 신경전달물질인 도파민 기능 저하입니다. 따라서 도파민 작용을 좋게 하는 도파민 작용제라는 약을 이용한 치료가 일반적으로 사용됩니다. 그중에서도 중등도 이상의 하지불안증후군 치료의 제1선택은 프라미펙솔입니다. 그 외에 로피닐롤, 타리펙솔 등 도파민 작용제가 사용됩니다.

현재 도파민 작용제인 로티고틴이라는 약이 하지불안증후군에 대해 연구되고 있습니다. 이 약은 이전의 복용약과는 달리 피부에 붙이는 타입의 약으로 주목받고 있습니다. 이 약은 효과가 장시간 지속되므로 증상이 잠자기 전 뿐 아니라 이른 시간(저녁이나 오전)에 일어나는 환자분들에게는 중요한 존재가 될 것 같습니다.

그 외, 도파민계 제제 중에서도 예로부터 파킨슨병 치료약으로 사용되어 온 도파민 제제인 레보도파가 사용되기도 합니다. 도파민 제제란 도파민이 만들어지기 전 단계 물질로서 뇌내에서 도파민으로 변환되는 약입니다. 다만 이 약은 장기간 복용을 위한 것이 아니기 때문에 최근에는 그다지 사용되지 않습니다.

── 기타약

도파민계 제제나 철분제 외, 항전간제, 진통제인 오피오이드 제제에도 하지불안증후군 개선효과가 있는 것으로 알려져 있습니다.

그중에서도 항전간제인 가바펜틴 계통 약은 현재 하지불안증후군 관련 연구 중입니다. 프로드럭이라는 특수한 제제 기술을 채택하여 체내에서의 흡수성을 높여주기 위해 노력 중입니다. 가바펜틴은 수면 개선 효과가 우수하며, 통증이 심한 환자분에게 잘 듣습니다. 그 외 항전간제인 클로나제팜도 하지불안증후군 완화에 효과가 있는 것으로 알려져 있습니다.

오피오이드 제제는 예로부터 하지불안증후군의 완화에 사용되어 온 제제로 수면 시 주기성 사지운동 장애나 수면이 얕고, 바로 눈을 떠버리는 수면 질 저하를 예방하는 효과가 있는 것으로 알려져 있습니다. 하지만 변비나 구역 등의 부작용이 있다는 점, 의존성 문제 때문에 다른 약제로 효과를 볼 수 없는 환자에게만 한정적으로 처방됩니다.

나에게 적합한 약은 무엇일까?

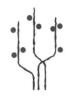

——증상부터 관찰하자

환자에게 증상에 대해 들어보면 근질근질 가렵다, 벌레가 기어가는 것 같다, 아프다, 뜨겁다, 전혀 잘 수 없다 등 다양한 표현을 합니다.

의사가 증상에 따라서 환자에게 맞는 약을 선택하지만, 가장 많이 사용되는 것은 프라미펙솔 같은 도파민 작용제입니다. 하지만 그 외에도 항전간제인 가바펜틴을 통증을 호소하는 환자에게 적용하기도 하며, 불면이 심한 환자에게는 불면에 효과가 높은 항전간제 클로나제팜을 처방하기도 합니다. 또한 심한 통증에 대해서는 오피오이드 제제를 매우 조금씩, 단기간 사용하기도 합니다. 물론 이 약들을 병용하기도 합니다.

——지병을 통해 처방을 검토한다

어떤 약이 자신에게 맞을지는 원인이 되는 질환에 따라 달라집니다.

예를 들어 증상이 쉽게 중증화되는 것으로 알려진 신부전 환자의 경우, 프라미펙솔은 사용할 수 없습니다. 그 이유는 약제 배설성에 있습니다.

약제는 복용 후 혈액 중에 유효 성분이 돌아다니게 되며, 일정 시간이 지나면 배설됩니다. 이 배설을 담당하는 것이 각 장기이며 약제에 따라 어떤 장기로 배설되는 가가 다릅니다. 신부전 환자가 신배설성 약제를 복용하면 신기능이 저하되기 때문에 배설이 늦어져 혈액 중 농도가 상승되고 맙니다. 그렇다보면 부작용이 쉽게 발생하기 때문에 꼭 피해야 합니다.

프라미펙솔은 하지불안증후군 증상 개선에 유효하지만, 신배설성이므로 신기능장애, 특히 신부전으로 투석을 받아야 하는 환자분에게 사용하는 것은 피해야만 합니다. 이 점에서는 앞서 언급했던 가바펜틴도 같은 상황입니다.

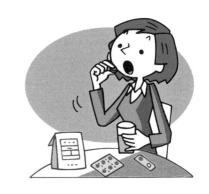

그 때문에 신부전 환자일 경우에는 간배설성 도파민 작용제인 로피닐롤이나 타리펙솔 등이 많이 사용됩니다.

하지불안증후군은 증상도 천차만별이며 원인이 되는 지병에 따라서도 어떤 약이 적용될 수 있는지가 다릅니다. 환자분의 상황에 맞춰 개별적으로 생각해야 할 필요가 있다는 의미에서는 오더메이드 의료라고도 이야기할 수 있겠습니다. 어쨌든 의사와 충분히 상의하신 후, 납득할 만한 치료를 진행해가는 것이 중요합니다.

약 종류와 복용 방법을 알아두자

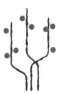

표준적 치료를 시행하면 대부분은 얼마 지나지 않아 증상이 개선됩니다. 하지만 일부 예외를 제외하고는 약 복용을 중지하면 다시 증상이 나타납니다. 곧 장기간 약 복용이 필요한 것으로 약 용량은 소량부터 시작하여 비약물요법을 병용하면서 증상 완화를 유지하는 것이 기본이 됩니다.

첫 처방 후 1~2주에는 약이 어느 정도 효과를 보이는지, 용량은 적절한지, 약을 변경할 필요는 없는지를 살펴봐야 합니다. 특히 도파민 제제는 소화기계 부작용이 잘 일어날 수 있어 속 메슥거림, 머리 무거움, 졸림 등의 증상이 나타날 수 있습니다. 메슥거림이 있으면 정상 생활이 어려워지므로 처음에는 메슥거림 관련 약을 함께 처방하기도 합니다. 메슥거림이 나타나는지, 그 정도에는 개인차가 있는데, 메슥거림이 있으면 관련 약을 복용해 주세요. (메슥거림 관련 약을 복용하지 않더라도 특별히 문제가 없다면 약을 복용할 필요는 없습니다.)

약 용량은 신중하게 살펴봐야 합니다. 소량에서 시작하여 증상이 개선되지 않으면 증량을 검토해야 합니다. 경우에 따라서는 약 종류를 변경하기도 합니다.

예를 들어, 프라미펙솔은 1알(0.125mg)부터 시작하여 그다지 효과를 보지 못한 경우에는 1.5알, 2알로 조금씩 증량합니다. 하지만 4알(0.5mg)을 넘어서까지 처방할 일은 거의 없고, 다른 약을 병용하거나, 다른 약으로 변경하는 등의 대응을 생각하게 됩니다.

최근 도파민계 제제의 부작용으로 졸림 문제가 거론되고 있습니다. 보통 약을 복용한 다음날까지 부작용이 이어지지는 않지만, 하루 종일 졸림이 지속되고, 아침에 상쾌하게 기상했더라도 낮에 심한 졸림이 있다고 호소하는 환자분들도 있습니다. 심한 졸림은 일상생활에 큰 영향을 주므로 약을 복용하기 시작하면서 신중하게 경과를 봐주는 것이 중요합니다. 다만 이런 부작용은 복용하고 바로 발생하므로 복용을 시작하고 심한 졸림이 없었다면 지속적으로 복용해도 특별히 문제는 없습니다.

환자 스스로 치료에 참가하는 것이 중요

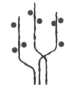

하지불안증후군은 증상 출현 양상에 개인차가 있고, 계절에 따라서도 증상 강도가 변하곤 합니다. 예를 들어, "겨울철에는 일상생활 개선 같은 노력만으로 일상생활에 지장이 없을 정도로 개선되지만, 여름철에는 약이 없으면 안 된다"고 하시는 분들도 드물지 않습니다.

증상이 없으면 약물요법은 필요치 않지만, 예를 들어 1개월 중 집중적으로 수일간 증상이 심하게 나타나면 예방적으로 증상이 나타나기 2시간 정도 전에 약을 복용하는 등의 대응이 필요합니다. 다만 집중적으로 증상이 나타나는 환자의 경우, 격렬한 운동을 하고 있거나, 피로가 쌓이는 등 증상이 나타나기 좋은 생활을 하고 있는 경우도 적지 않습니다. 약물요법에만 의존치 말고, 평소부터 의식적으로 마사지를 하거나 좋아하는 일에 집중하는 등, 비약물요법을 의식적으로 시행하는 것이 중요합니다.

또한 계절에 따라 증상이 다르며 특히 여름철에만 증상이 나타날 경우에는 겨울철에는 약을 복용하지 말고 따뜻해지고 증상이 발생하면 다시 복용을 개시하는 것처럼 자신만의 스케줄을 만들어가는 것도 이 질환과 잘 더불어 살아가는 방법 중 하나입니다. 그런 자질구레한 사항은 환자 자신이 조절해 갈 수밖에 없습니다. 그러므로 의사에게 맡기는 것뿐 아니라 환자 자신이 스스로의 증상을 잘 살펴가는 것이 중요합니다. 약 복용 타이밍이나 시간에 대해서는 대부분의 환자분들이 1년 안에 스스로 코치할 수 있게끔 됩니다.

다만 증상이 심해졌다고 해서 의사에게 상담 받지 않고 함부로 복용량을 늘려서는 안 됩니다. 반드시 증량해도 될지 상담해 주세요.

——약을 복용하는 시간대가 포인트!

하지불안증후군은 밤, 자려고 누워 있으면 증상이 나타나는 것이 특징이기 때문에 약을 복용하는 시간대에도 포인트가 있습니다. 자기 전 가능한 증상을 억누르기 위해서는 잘 시간부터 거꾸로 계산하여 2시간 전에 복용해 주어야 합니다.

예를 들어, 11시에 침대에 누워 12시에 자려고 한다면, 약을 9~10시경에 복용하는 것이 좋겠지요. 하지만 이렇게 하면 다음날 아침에는 약 효과가 없어지므로 낮부터 증상이 시작된다면, 낮에도 반알 정도만 복용하는 방식으로 대응해 주세요.

신부전으로 투석을 받고 있는 환자일 경우, 투석 중 가만히 있는 것이 매우 고통스럽기 때문에 취침 전 약 복용과 함께 투석하는 날 투석 시작 2시간 전에 복용하는 것 같은 궁리가 필요합니다.

표준적 치료로 효과를 보지 못할 경우

비약물요법과 약물요법을 착실히 해가면 90% 이상의 환자에서는 증상이 개선되며 일상생활에 지장이 없을 정도가 됩니다. 하지만 모든 환자에서 증상이 반드시 완벽하게 가라앉는 것은 아니며, 나머지 10% 환자들은 유감스럽게도 첫 번째로 선택한 치료를 통해 효과를 보지 못하거나 약을 증량하더라도 효과를 얻지 못하기도 합니다.

이런 케이스를 '치료저항성'이라고 하며 별도의 작용이 있는 약을 병용하든지, 다른 약으로 변경하여 치료합니다. 이것은 하지불안증후군을 다수 경험한 전문의라면 판단이 어렵지 않으므로 첫 번째로 선택한 치료가 잘 듣지 않으면 전문의 진찰을 받아보세요.

도파민 작용제는 몇 가지 종류가 있기 때문에 처음 복용한 약으로 효과를 보지 못하더라도 다른 도파민 작용제가 효과가 있기도 합니다.

첫 번째 선택으로는 프라미펙솔과 같은 도파민 작용제인 로티고틴이라 불리는 피부에 붙이는 타입의 새로운 약을 사용하는 것이 좋습니다.

이외에도 항전간제인 가바펜틴으로 변경해 보거나 진통제 오피오이드 제제로 변경하거나, 치료의 베이스가 되는 도파민 작용제에 이 약들을 추가함으로써 효과를 보기도 합니다.

최근 치료약 선택지 폭이 넓어져 가고 있으므로 치료저항성인 경우더라도 약 조합을 잘 변경해 가면서 증상 개선을 도모할 수 있게 되었습니다.

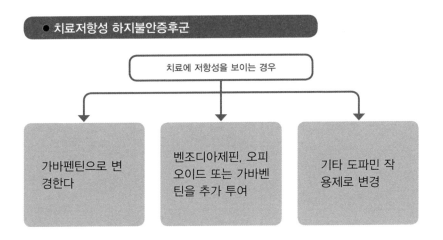

● 치료저항성 하지불안증후군

치료에 저항성을 보이는 경우

가바펜틴으로 변경한다

벤조디아제핀, 오피오이드 또는 가바벤틴을 추가 투여

기타 도파민 작용제로 변경

소량 투여로 시작하는
또 다른 이유

하지불안증후군 치료는 장기간에 걸쳐 약을 복용해야 합니다. 따라서 효과를 보이는 최소한의 용량을 지속적 또는 증상이 나타나는 시기에만 복용하는 것이 기본입니다. 단순히 "그다지 약을 복용하고 싶지 않다"고 하는 환자나 "그다지 많은 약을 많이 처방하고 싶지 않다"는 의사의 생각이 아니라 사용되는 약제의 성질과 관계된 개념입니다.

도파민계 제제는 "증상촉진현상(오그멘테이션)"을 일으킬 수 있으므로 주의가 필요합니다. 그렇기 때문에 소량 투여로 시작합니다.

──증상촉진현상이란?

도파민계 제제를 복용하는 환자 중 일부에서 일어나는 증상증강작용을 "증상촉진현상"이라고 합니다. 치료약을 복용하고 있음에도 복용을 전보다 증상이 더 빠른 시간대에 나타나거나, 심하게 나타나는 것을 가리키며, 치료 시작 이후 3~4개월 이후에 발생합니다. 도파민계 제제 중에서도 레보도파를 복용하는 환자분에서 가장 많이 나타나며, 일부 도파민 작용제에서도 일어납니다.

증상촉진현상 증례 보고가 레보도파에서 많은 것은 혈액 중 도파민 제제의 농도가 일시적으로 높아지거나, 과잉 반응을 일으킨 결과로 생각됩니다.

또한 증상촉진현상은 치료를 장기간 지속한 경우, 가족 중 하지불안증후군이 있는 경우, 말초신경 장애가 없는 환자에서 잘 일어나는 것으로 알려져 있습니다. 하지만 여기에 대해선 아직 상세한 것이 밝혀져 있지 않습니다.

증상촉진현상이 일어나면 환자에 따라선 야간뿐 아니라 낮부터 증상으로 괴롭게 됩니다. 또한 다리에만 있던 불쾌감이 허리나 상반신까지 범위가 넓어지고, 통증이 발생하기도 합니다.

증상촉진현상은 도파민 제제 레보도파를 1일 200mg 넘게 복용한 경우에 잘 일어난다고 하므로 증상을 완화시킬 수 있는 최소 용량으로 치료를 진행해야 합니다.

도파민 작용제의 증상촉진현상은 레보도파에 비해 적지만, 4~46개월 정도로 증상증강작용발현까지의 기간이 긴 것으로 알려져 있습니다.

증상촉진현상이 나타나더라도 환자가 고통을 느끼지 않을 정도라면 그대로 약을 복용해도 괜찮습니다. 하지만 지속적인 치료가 필요한 질환임을 생각하면 가능한 용량을 줄이는 것이 중요합니다. 증상촉진현상이 나타나는 경우에는 1일 용량은 변경하지 않고 몇 회로 나누어 복용, 1회 용량을 감량, 복용할 시간을 당김, 철 결핍이 있으면 철분제를 보충, 다른 약으로 변경 등의 대응이 필요합니다.

이런 이유에서 약 복용량을 간단히 증량하는 것은 지속적인 치료를 방해할 수 있으므로 신중함이 요구됩니다. 항상 같은 약을 똑같이 복용했음에도 증상이 개선되지 않는다면 바로 의사와 상담해 주세요.

1. 최근 1주간 5일 이상 증상이 심해졌다.

2. 증상이 심해지는 것이 ①약 복용 중지, ②생활 습관 변화, ③하지불안증후군의 자연적인 경과와 같은 3가지 이유에 해당되지 않는 경우.

3. 증상이 심해지기 전에는 약 복용에 의해 증상이 완화되었다.

A. 약제를 증량했을 때, 일시적이지만 하지불안증후군 증상 악화를 보이며, 약을 감량함으로서 증상 악화를 억누를 수 있다.

B. 증상이 나타나는 시간의 변화

　(1) 적어도 4시간 이상 빨라졌다.

　(2) 2~4시간, 증상이 나타나는 시간이 빨라지거나, 치료 시작 전에 비해 ①~④ 같은 상태가 나타난다.

　　①안정하고 있을 때, 하지불안증후군 증상이 나타날 때까지의 시간이 짧아졌다.

　　②다른 신체 부위까지 증상이 나타난다.

　　③증상의 정도가 심해진다. (또는 SIT테스트 등을 시행했을 때 주기성 사지운동장애가 증가한다.)

　　④치료에 의한 증상 개선 시간이 단축된다.

1~3을 모두 만족하면서 A, B 중 하나, 또는 모두에 해당되는 경우 증상촉진현상으로 진단합니다.

——이른 아침 일어나는 반조현상이란?

도파민 제제인 레보도파를 복용하는 환자에서는 반조현상이 일어나기도 합니다. 반조현상이란 약이 효과를 내는 시간이 짧아지고, 자는 동안 약 효과가 감약 되어 이른 아침에 불쾌한 증상이 나타나는 것입니다.

증상이 나타나기 시작하는 시간이 빨라지거나, 증상이 심해져 버리는 증상촉진현상과는 달리, 약 효과가 감소함으로써 야간 후반~이른 아침에 나타나는 현상입니다. 생체 리듬의 영향으로 낮에는 한 번 증상이 가라앉지만 다시 야간에 증상이 나타납니다. 반조현상이 심해져 수면의 질이 저하된 경우에는 복용약을 변경하는 방식으로 대응합니다.

● 반조현상과 증상촉진현상의 차이

반조현상	증상촉진현상
• 이른 아침에 증상이 나타난다. • 지금까지 증상이 나타났던 시간에 비해 증상이 나타나는 시간이 늦어진다. • 증상이 나타난 후, 저녁까지 증상이 가라앉는다. • 그 외의 변화는 없다.	• 오후 또는 저녁, 중증일 경우에는 종일 증상이 나타난다. • 지금까지 증상이 나타났던 시간에 비해 증상이 나타나는 시간이 빨라진다. • 한 번 증상이 나타나면 계속 지속된다. • 그 외에 ①지금까지 증상이 나타나지 않았던 다른 부위에도 나타난다. ②가만히 있을 때, 증상이 나타나기까지의 시간이 짧아진다. ③증상이 중증화된다.

——증상은 쭉 변하지 않을까?

하지불안증후군은 치료만 이어간다면 급격히 증상이 악화되는 질환은 아닙니다. 하지만 자연스럽게 증상이 악화되어 가는 케이스가 없진 않습니다. 신부전 환자는 비교적 악화가 빠른 것으로 알려져 있습니다. 하지만 반조현상이나 증상촉진현상이 갑자기 일어나는 것과는 달리, 자연 증상 악화는 완만히 일어납니다. 이 경우 의사와 상담해 가며 약 용량을 조절하면 됩니다.

또한 철분 부족에 의해 증상이 심해진 환자는 비약물요법 지속에 따라 증상이 안정되기도 합니다. 그 경우, 약 용량을 줄이거나, 중지하는 경우도 있습니다. 그 외, 계절에 따라 증상이 나타나는 양상이 다른 경우에는 그때그때 약 용량을 줄이고, 중지하는 등의 방식으로 대응합니다.

第 7 章

원인이 되는
질환과 대처법

하지불안증후군 발생에는 지병이 원인이 되는 경우가 있으며, 이것을 2차성이라고 부릅니다.

2차성 하지불안증후군에는 다양한 원인이 있는데, 하지불안증후군 치료와 병행하여 원인이 되는 질환 치료를 진행하면 증상 완화를 도모할 수 있습니다.

철 결핍에는 충분한 식사와 철분제 복용이 원칙

하지불안증후군의 원인 중 하나인 철 결핍은 특히 여성에게 많습니다. 체내에 저장된 철분의 지표인 혈청 페리틴 수치가 저하되면 저하될수록 증상이 쉽게 나타나며, 중증화됩니다.

비약물요법으로 철분이 많이 함유된 식사를 섭취하며, 약물요법으로는 철분제를 복용해야 합니다. 하지만 철분제를 복용한다고 해서 바로 철 결핍이 개선되는 것은 아니므로 도파민 제제 및 도파민 작용제를 병용하여 우선은 증상을 완화시켜, 수면의 질을 개선해야 합니다. 혈청 페리틴 수치가 상승하며, 증상이 개선되면 도파민 제제나 도파민 수용체를 중지하기도 합니다.

철분제를 보충할 때 혈청 페리틴 목표 수치는 50ng/mL로 합니다.

하지만 철 결핍이 심한 환자분들은 10ng/mL을 하회할 정도로 매우 낮은 수치를 보이기도 합니다. 10ng/mL를 50ng/mL까지 회복시키기 위해서는 철분제를 상당량 복용해야 하며, 부작용도 함께 나타날 수 있어 힘든 경우가 많습니다.

이 경우에는 30ng/mL나 35ng/mL를 목표로 철분제를 복용하면, 하지불안증후군 증상 완화로 이어지는 것이 일반적입니다.

신부전에는
약으로 조절

신기능 장애 환자에게는 하지불안증후군 발생률이 높고, 쉽게 중증화되는 것으로 알려져 있습니다. 그중에서도 신기능이 저하되어 혈액 투석을 해야 할 단계에 이르면, 발생이 더욱 쉬워집니다. 따라서 가능한 빠른 단계에서부터 비약물요법을 시작하고, 증상이 나타나면 약을 복용할 필요가 있습니다.

원인으로 신기능 저하에 의한 요독증이 지목되고 있습니다. 신장에는 다양한 역할이 있는데, 그중에서 한 가지가 체내 노폐물을 통과시켜 배출하기 위해 소변을 만들어 내는 것입니다. 신장 기능이 저하되어 작용이 둔해지면 불필요한 노폐물이 체내에 축적되는 장애가 일어납니다. 이것을 요독증이라고 합니다.

혈액 투석을 시작하면 배출되지 못한 노폐물을 제거할 수 있기 때문에 하지불안증후군의 정도도 조금 개선된다고 알려져 있습니다. 하지만 혈액 투석을 진행하는 중에 다시 조금씩 악화됩니다.

혈액 투석은 신장 역할 대역에 해당하는 치료법인데, 신장은 365일, 24시간 작동하는데 비해, 혈액 투석은 2일분(일반적으로 주 3회 시행하는 경우) 작용을 대략 4시간 정도에 해냅니다. 1회당 투석 시간을 연장하여, 천천히 혈액 정화를 시행함으로써 하지불안증후군 증상을 경감시키는 경우도 많지만, 장시간 투석을 하는 시설은 적은 것이 현실입니다.

신장 기능이 잘 작동되지 않아 하지불안증후군을 일으키는 것이기 때문에 신장 이식을 시행하면 많은 경우 증상은 소실됩니다. 하지만 이식을 하더라도 다시 신기능이 악화되어버려, 하지불안증후군이 재발하고 마는 분들도 있습니다.

또한 신부전에는 철 결핍성 빈혈이 합병되는 경우도 있습니다. 그 경우, 철분제 투여가 유효하지만, 반드시 거기에만 의존하지 말고 식생활을 바로 고치는 것도 중요합니다.

하지불안증후군에 많이 사용되는 프라미펙솔이나 가바펜틴은 신배출성 약이기 때문에 사용할 수 없습니다. 따라서 로티고틴 첩부제나 간배출성인 로피닐롤이나 타리펙솔 등이 제1선택이 됩니다. 타리펙솔은 파킨슨병 치료제로 개발된 약인데, 졸림이 심해질 수 있어 파킨슨병 치료에는 그다지 사용되지 않습니다. 하지만 하지불안증후군 환자는 불면으로 고통스러워하는 경우가 많으므로 증상 완화와 함께 불면 해소에도 역할을 할 수 있어 사용 기회가 많습니다.

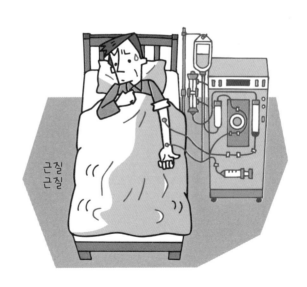

도파민 제제를 복용하고 있는 파킨슨병 환자에게도 합병

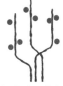

파킨슨병도 하지불안증후군을 일으키는 질병 중 하나로 알려져 있습니다. 두 질환은 모두 도파민 제제를 사용하여 치료한다는 공통점이 있는데, 파킨슨병 환자에게 하지불안증후군 발생률이 높은데 비해, 하지불안증후군 환자의 파킨슨병 발생률은 높지는 않습니다.

치료에 사용되는 약은 모두 도파민 제제이지만, 파킨슨병 치료를 위해 복용하는 약 용량은 하지불안증후군 치료에 필요한 양의 10배 이상입니다. 실제로 파킨슨병 치료를 위해 도파민 제제를 복용하는 환자 중에는 약 복용을 통해 하지불안증후군의 증상을 억누를 수 있는 경우도 있지만, 도파민 제제를 복용하는 환자분들에서도 증상이 나타나는 경우가 있습니다.

그 경우, 작용이 다른 항전간제(가바펜틴) 같은 약을 사용하기도 합니다.

척수 압박이 원인이라면 지병 치료를

하지불안증후군 증상이 있고 지병으로 요통이 있으면 척수 압박이 증상 악화로 이어질 가능성도 있습니다. 하지불안증후군 증상은 약물요법으로도 완화되지만, 요통이 악화되어 수술 적응증에 해당되면 수술을 했을 때, 하지불안증후군 증상도 개선되곤 합니다.

척추관 협착증이나 추간판 탈출증 같은 지병이 있으며, 약물요법으로 하지불안증후군 증상이 완화되지 않는 경우에는 허리 지병이 악화되었을 가능성도 있으므로 진찰을 받아봅시다.

원인 약제가 있다면 감량, 중지를

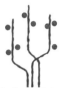

하지불안증후군 증상이 심하여 우울함이나 불안 장애로 이어지는 경우도 있습니다. 하지불안증후군 치료를 받기 전에 우울증 치료를 받는 분들도 드물지 않습니다. 하지만 역으로 우울증 치료제가 하지불안증후군 증상을 악화시켜 버리는 일도 적지 않습니다.

우울증 약물요법을 받고 있는 환자라면, 우울 증상이 먼저인지, 하지불안증후군이 먼저인지에 따라 다르지만, 먼저 하지불안증후군이 일어나 발생한 우울 증상이라면 항우울제를 감량하고 도파민계 제제를 복용하여 하지불안증후군 증상을 개선시키면 우울 증상이나 불안 장애도 좋아집니다.

이렇게 2차성 하지불안증후군에는 다양한 원인 질환이 있습니다. 하지만 그 질환의 "무엇"이 원인이 되어 하지불안증후군이 일어나는 지에 대해서는 아직 많이 알지 못합니다. 또한 "2차성"이라 하더라도 질환에 따라 하지불안증후군을 일으키는 요인, 기전은 각각 다릅니다.

현재 많은 연구자들이 원인 규명을 위해 연구하고 있습니다. 예를 들어 심부전 환자에서도 하지불안증후군이나 주기성 사지운동장애가 있는 환자가 많은 것으로 알려져 그 원인으로 교감 신경 활동의 영향이 지적되고 있습니다.

하지불안증후군의 원인이 되는 질환이 아직 더 있을 가능성이 있으며,

증상을 일으키는 복수의 요인이 합쳐져 일어나는 경우도 있습니다.

　지병이 있는 환자의 치료 포인트는 원인이 된 질환 조절을 확실히 하는 것입니다. 신부전으로 투석을 받고 있는 환자일 경우, 투석의 질이 충분하게 유지되지 않으면 전신 상태에 영향을 미칠 뿐 아니라, 하지불안증후군도 악화됩니다. 보다 좋은 치료를 받아, QoL 개선으로 이어질 수 있도록 기존 주치의와도 연계해 가며 치료를 진행합시다.

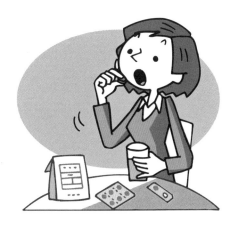

第 8 章

아이들의
하지불안증후군
이란?

어른과는
다른 점도 있다

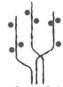

하지불안증후군은 아이들에서도 발생합니다. 특별히 눈에 띄는 것은 유아나 초등학생처럼 저연령층에서는 발생 원인이 불분명한 1차성, 곧 유전에 의한 경우가 많다는 것입니다. 아이들에게서 증상이 발생했다면 그 가족의 발생률은 더욱 높게 볼 수 있습니다. 한 연구조사에서는 8~11세 아이들이 하지불안증후군일 경우, 부모 중 한쪽이 하지불안증후군인 비율이 71.4%, 12~17세 아이들의 부모에서는 어느 쪽이든 하지불안증후군이 있는 비율이 80%로 매우 높다는 결과가 나왔습니다.

그 외, 철 결핍도 아이들의 하지불안증후군에 영향을 주는 것으로 알려져 있는데, 철 결핍이 있는 아이들 모두에서 발생하는 것은 아닙니다. 아이들의 하지불안증후군 발생 원인은 아직 불분명한 면이 많은 것이 현실입니다.

──낮에 증상이 나타나는 특징도

증상은 어른들과는 거의 비슷하여 다리의 불쾌감이 나타나지만, 증상 발현 양상이 약간 달라, 주간에도 증상이 나타는 경우가 적지 않습니다. 그 때문에 다리의 불쾌감으로 가만히 있을 수 없게 되고, 수업 중에도 집중하지 못하는 아이들이 많아 바로 ADHD(주의력 결핍 행동장애)로 잘못 진단되곤 합니다. 실제로 ADHD 환아들 중 하지불안증후군이 동반된 아이들도 있는데, ADHD는 뇌의 기질적 기능적 장애를 배경으로 하는 발달장애 중 하나이므로 전혀 다른 질병입니다. 하지불안증후군인 환아들이 ADHD에 잘 걸리는 것도 아닙니다. 또한, 주기성 사지운동장애가 성인에 비해 적다는 것도 특징입니다.

어른과 비슷하게 수면장애가 있어, 중등도에서 중증이면 낮 시간 기운 처짐이 나타나거나, 기력저하, 집중력 저하가 나타나기도 하여 학업에 지장을 줄 수 있습니다.

수업이나 학교생활에 어려움을 느끼면서도 확실히 다리에 불쾌감이 있다는 것을 전달하지 못하는 아이들도 꽤 있습니다. 어른과 비슷하게 수면 시간이 충분하게 확보되지 못하여 수업 중에 낮잠을 자거나, 다리를 실룩 또는 움직이는 경우에는, 그 현상을 보고 부모나 선생님이 알아차려 주는 것이 중요합니다. 성인에서도 다리 불쾌감이 질환이라고 바로 연결 짓지 못하는 사람들이 있을 정도이기 때문에 아이들에서는 어찌 보면 당연한 일이겠지요.

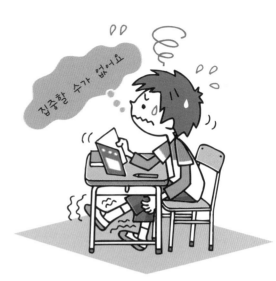

집중할 수가 없어요

● 아이들 하지불안증후군의 중등도~ 중증 주요 증상

- 저녁~밤에 가만히 있을 수 없다
- 초조감이 있다
- 증상이 있을 때 기력이 없다
- 학교생활이나 공부에 집중할 수 없다
- 낮 활동(가정, 가족, 학교 등)에 지장이 있다
- 숙제를 한 자리에서 집중해 마치는 것이 힘들다
- 학교생활이나 공부에 지장이 있다
- 대인 관계에 영향이 있다 등

——성장통이라고 잘못 생각할 수도

아이들의 하지불안증후군은 성장통과 헷갈리기도 합니다. 성장통은 유아기부터 사춘기까지 아이들이 경험하는 것으로 특유의 통증이 있습니다. 증상이 저녁부터 아침에 걸쳐 잘 나타나고 발뒤꿈치나 무릎 주변이 아픈 것이 특징이며, 야간에 증상이 나타난다는 측면에서는 하지불안증후군과 비슷한 부분도 있습니다. 하지만 가만히 있으면 증상이 나타난다는 것은 하지불안증후군 만의 특징입니다.

현재, 항상 30명 정도의 소아 환자를 진료하고 있는데, 소아 진료 횟수가 증가한 것은 최근 몇 년 사이의 일입니다. 하지만 어른들에서처럼 급격히 증가한 것은 아닙니다. 지금까지 침착하지 못하고 가만히 있지 못하는 성격으로 취급하여 하지불안증후군 치료를 받지 않았던 소아 환자들이 '하지불안증후군'이라는 질환이 알려지면서 전문 병원에 다니게 되었기 때문이라고 생각해야 할 것 같습니다.

——소아 진단 기준

2~12세 아이들은 성인 진단 기준인 ①~④에 해당되는 것 외에 자기 스스로 다리의 불쾌감을 표현하거나 부모나 형제자매가 하지불안증후군을 가지고 있다는 것 등이 진단 기준이 됩니다. 또한, 진단 기준을 만족하지 않는 경우더라도 하지불안증후군일 가능성도 있습니다.

학교나 가정에서 아이들이 침착하지 못한 모습을 보이거나, 자주 다리에 신경 써 움직이면 "다리가 근질근질하니?" "가만히 있기 힘드니?"라고 물어 어른들이 신경을 써줘야 합니다. 아이들을 치료할 때도, 아이들의 호소를 잘 들어본 후, 적절한 치료를 시작하는 것이 중요합니다.

—— 소아에서도 치료 원칙은 동일

소아에서도 제6장에서 소개한 비약물요법을 시행하고, 증상이 개선된다면 약을 복용시키지 않습니다.

수면의 질을 높이는 것이 중요하며, 규칙적인 취침을 하여 수면 부족을 막도록 해야 합니다. 또한 어른과 마찬가지로 카페인 섭취를 피하고, 발생 요인이 되는 약을 복용하고 있는 경우에는 감량하는 등의 노력이 필요합니다.

아이들은 철분이 쉽게 부족해지므로 철분이 부족하지 않도록 철분을 많이 함유한 식사를 하는 것이 중요하나, 혈청 페리틴 수치가 50ng/mL 미만인 경우에는 철분제 투여가 필요한 경우도 있습니다.

소아의 경우, 집중할 수 있는 일을 만들어 주의를 분산시키는 것도 좋습니다. 게임하거나 TV를 보다가 꿈속에 빠져들게 되면 약간 증상이 편해집니다.

하지만 그래도 개선되지 않으면 항전간제나 도파민 작용제 등을 이용한 치료를 합니다.

아이들은 성인 이상으로 복용량을 가능한 적게 하는 것이 중요하므로 부모들이 아이의 상태를 관찰하고 다리 불쾌감을 느끼는 듯한 모습을 보이면, 의사에게 상담하도록 해주세요. 특히 소아는 수면 의료 전문의의 진단, 치료를 받는 것이 중요합니다.

아이들 중에는 약을 복용하여 증상이 소실되면 그 후, 약 복용을 지속하지 않더라도 좋아지는 케이스도 있습니다.

1. 성인 진단 기준(4대 징후)

①다리 속에서 일어나는 불쾌감이 있고, 움직이고 싶다는 욕구가 강하며, 가만히 있을 수 없다.

②안정하고 있을 때, 불쾌한 증상이 일어난다.

③걷는 등 가벼운 운동을 통해 다리 불쾌감이 가벼워진다.

④증상은 저녁부터 야간에 걸쳐 심해진다.

모든 것을 만족하고, 동시에

2. 아이들이 스스로의 말로 다리 불쾌감을 일관되게 표현한다.

※소아는 증상을 표현하기 위해 '아프다', '간지럽다', '벌레가 기어 다니는 것 같다', '작은 상처', '거품이 부글거리는 느낌', '달리고 싶다', '다리에 너무 힘이 들어간다' 등의 표현을 사용합니다.

또는

1. 상기, 성인 필수 진단 기준을 모두 만족하며, 동시에

2. 이하 3가지 보조 기준 중, 2항목이 존재한다.

①연령에 어울리지 않는 수면 장애

②부모 또는 형제가 하지불안증후군으로 진단된 상태

③수면다원검사에서 수면 1시간 당 5회 이상 주기성 사지운동장애가 기록됨

——체육 수업이 기다려진다

아이들은 주간에 증상이 있으면, 수업 중에는 가만히 있지 못하기 때문에 매우 힘들어하게 됩니다. 그 때문에 마음껏 움직일 수 있는 체육 수업이나 클럽 활동 시간을 기다린다고 하는 아이들도 적지 않습니다. 움직이지 않을 수 없는 상황에 놓여 있다 보니, 운동할 수 있는 환경이 되면 그 반동으로 실컷 움직이게 되는 것이죠.

하지만 격렬한 운동은 야간 증상을 증폭시킬 수도 있으므로 주의가 필요합니다. 평소보다 많이 운동한 날에는 집에서 마사지를 해줘보는 것도 좋습니다.

——부모에게도 하지불안증후군이 있을 가능성

아이가 하지불안증후군에 걸린 경우, 부모 중 어느 한쪽 또는 양쪽 모두 하지불안증후군일 가능성이 높아진다는 것을 이미 설명 드렸습니다. 수면의 질이 나쁘고, 다리에 불쾌감이 있어 잠에 들 수 없는 증상이 있는 경우에는 부모도 진료를 받는 편이 좋겠습니다.

또한 부모도 하지불안증후군인 경우, 가족들이 같은 식사를 섭취하다 보니 부모-자식 모두 철분이 부족해지는 것이 원인이 되는 경우도 있습니다. 이럴 때, 식사 내용을 살펴보는 것도 중요합니다.

"자는 아이는 자란다"
~왜 아이들에게 수면이 중요한가?~

수면은 인간의 삶에 중요한 역할을 담당하며, 특히 아이들은 취침 시간, 수면 시간, 수면의 질에 대해 모두 충분한 배려가 필요합니다.

왜냐하면 수면은 면역 기능 활성화와 성장 호르몬 분비 등의 효과가 있어, 아이들의 신체와 마음 성장에 빠질 수 없는 요소이기 때문입니다.

①수면이 부족한 아이들은 쉽게 무너진다?

깊은 수면을 취하는 시간대는 오전 3시 정도까지인 것으로 알려져 있는데, 수면 시간이 길어야 질 높은 수면을 확보하기 좋습니다. 수면의 양, 질이 저하되면 공격성을 보이거나, 초초해 하거나, 기분이 편치 않아집니다.

②수면 부족한 아이들은 잘 늙는다!

밤이 되면 멜라토닌이라는 호르몬이 분비되어 자게 됩니다. 멜라토닌에는 노화와 암을 예방한다고 알려진 항산화 작용이 있고, 생체 리듬을 조정하는 작용이 있습니다. 하지만, 부모의 생활 시간대에 맞추거나, 학원에 다니다보면 스케줄이 바빠 밤에도 밝은 장소에 있게 되어 멜라토닌 분비가 어려워집니다.

"자는 아이는 자란다"라는 말이 있는데, 자는 것은 신체의 성장뿐 아니라 마음을 길러내기 위해서도 중요합니다.

第 9 章

임산부의
하지불안증후군
이란?

임신 중에는
일상생활 케어를

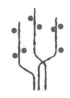

——임신 시 조심해야 할 질환 중 하나

임신이 이 질환 발생 위험성을 높인다는 것도 이미 잘 알려져 있으며, 정도의 차가 있을 뿐 임산부의 10% 이상에서 하지불안증후군은 발생하고 있습니다. 이미 50년 가까이 전부터 임신 중 하지불안증후군이 쉽게 발생한다는 것이 세계적으로 알려졌으며, 그 발생률에는 인종차가 없다고도 알려졌습니다.

임신 중 발생은 연령적으로는 발생 원인이 불분명한 경우가 많은 젊은 연령층 발생에 해당합니다. 실제로 제가 진찰한 환자분들 중 세 쌍둥이 여성들이 있었는데, 이 중 2명이 임신을 계기로 하지불안증후군이 발생했습니다.

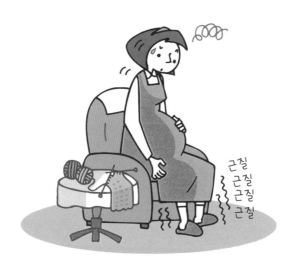

임신 중 하지불안증후군 발생 원인으로 꼽히는 것은 ①철 결핍, ②척수 압박, ③호르몬 밸런스 변화, ④유전성입니다.

──원인에 따라 출산 후 개선되기도

태아는 스스로 영양을 섭취할 수 없어 모두 모체를 통해 영양분을 전달받습니다. 철분은 적혈구의 성분으로 빼놓을 수 없는 것인데, 특히 임신 중기부터 후기에 걸쳐서는 태아나 태반, 모체에도 적혈구가 늘어나기 때문에 필요량이 많아집니다. 따라서 만성적 철분 부족이 쉽게 일어나며, 하지불안증후군을 일으키기 쉬워집니다.

그럼에도 불구하고 철분은 특히 흡수되기 어려운 영양소이며, 철분을 흡수하는 능력에 개인차가 있기 때문에 스스로 적극적 섭취를 위해 노력하더라도 만성적 철분 부족 상태에 빠지는 분들도 있습니다. 출산 후에도 철 결핍 상태가 이어지면 출산 후에도 증상이 일어나므로 출산 전부터 철 결핍에 빠지지 않도록 주의해야 합니다.

태아의 성장에 따라 허리에 부담이 걸리고, 척수를 압박하기 쉬워집니다. 이것이 원인이 되어 하지불안증후군이 발생한 경우에는 출산과 함께 쓱~ 하고 그 증상이 사라집니다.

비슷하게 임신에 따른 호르몬 밸런스 변화에 따라 발생한 경우에도 출산을 계기로 증상은 소실됩니다.

임신 전 하지불안증후군을 인지했다면, 출산 계획 상 아이를 낳고자 하는 시기 전까지는 약을 통해 증상을 조절할 수 있습니다. 임신 전에 발생한 경우, 임신 중에는 증상이 심해지는데 임신 중에는 약을 복용할 수 없습니다. 따라서 6장에서 소개한 비약물요법을 열심히 실행하는 것이 중요합니다. 특히 철분 부족에 빠지지 않도록 식사에 신경 써주세요.

출산 후 증상이 소실되는 분들도 많이 있지만, 그 후에도 증상이 지속될 경우에는 약을 이용한 치료를 지속합니다.

또한 수유 중에도 도파민계 제제 복용은 불가능합니다. 불쾌감 정도에 따르지만, 일상생활에서의 케어로 증상이 완화되어 수면의 질 저하가 없다면 약을 복용하지 않고 모유 수유를 하는 것도 가능합니다. 하지만 영유아에게는 아무래도 엄마의 손길이 많이 필요하기 때문에 엄마들은 원래부터 수면 사이클이 무너질 수밖에 없는 환경에 놓여 있습니다. 그런 상태에서 자려고 할 때 다리의 불쾌감이 습격해 버림으로서 엄마의 건강 상태에도 악영향을 미치게 됩니다.

따라서 수유는 분유로 대체하고, 약을 복용함으로써 증상을 개선시키는 편이 모자 건강에 있어서 유효한 경우도 있습니다. 증상의 강약, 일상생활에 대한 영향도 등을 고려하며 의사와 상담하고, 치료 방침을 결정해 주세요.

──── 출산 횟수와 하지불안증후군의 재발

임신 기간 중 하지불안증후군이 발생한 경우, 출산 후 증상이 소실되더라도 고령기에 들어서면 쉽게 재발하는 경향이 있습니다. 특히 출산 횟수가 많으면 그런 경향이 심해져가므로 임신 중 발생한 경험이 있는 분들은 그 후에도 철 결핍에 더욱 주의해야 하며, 증상이 발생하면 조속히 전문병원 진료를 받아보세요.

임신을 계기로 하지불안증후군에 빠져 출산 후에도 증상이 지속되는 분들이 있습니다. 이 경우에는 서서히 증상이 악화되어 가기 때문에 약을 이용한 치료가 필요합니다.

유감스럽게도 임신 중 발생한 하지불안증후군은 바로 약물요법을 시작

할 수 없고, 출산까지의 기간 동안은 비약물요법으로 버티는 수밖에 없습니다.

하지만 출산을 계기로 증상이 소실되는 경우도 있고, 출산 후에도 증상이 지속된다면 약물요법으로 많은 환자분들이 일상생활에 지장 없을 정도로 개선되므로 전문의와 상담하여 스스로에게 맞는 치료를 찾아보시길 바랍니다.

임신을 계기로 발생하여 재발한 R씨 (35세)

쌍둥이를 출산한 후, 전업주부로 아이를 키워온 R씨는 아이들을 재울 때 장딴지 안쪽과 발뒤꿈치, 발바닥 중심부가 근질거리는 듯한 불쾌감을 느끼게 되었습니다. 잠이 들려고 할 즈음에도 다리를 움직이지 않으면 안 될 고통이 있어, 마사지를 하거나 자려다가도 바로 일어나 걸어 다니게 되었다고 했습니다.

침대로 들어가면 다시 근질거리는 느낌이 발생하여 피곤하더라도 잠을 이루지 못하고, 집 안 여기저기 걸어 다니게 되어 버린다고 했습니다.

다리의 불쾌감은 점차 허리나 등까지 퍼졌고, 심한 불안을 느끼게 되어 출산했던 가까운 산부인과에서 상담 받은 후, 수면 외래 진료를 보게 되었습니다.

임신 중에도 6개월 정도부터 비슷한 증상이 나타났는데, 출산을 계기로 가벼워졌기 때문에 그다지 신경 쓰지 않았습니다. 하지만 출산 후 최근 1년 정도 만에 증상이 심해져 약을 복용하며 증상을 조절하고 있습니다.

결코 새로운 질환이 아닙니다
~하지불안증후군의 역사

● 처음 보고된 것은 1685년

세계에서 최초로 '하지불안증후군'으로 추정되는 환자가 보고된 것은 지금으로부터 약 320년 이상 전인 1685년입니다. 꽤 오래되었습니다.

당시 영국에서 내과의로 근무하던 윌리스 박사가 '침대에 들어가 자려고 할 때 바로 팔이나 다리를 움직이게 되며, 건은 신전과 굴곡을 반복하며 가만히 있지 못하는 상태가 되어, 뒤척임을 반복하는 ……'이라고 어느 환자의 증상을 보고했습니다.

'하지불안증후군'이라고 하면 다리 표면이 근질근질 가려워지는 것이라는 이미지를 가질 수도 있는데, 실제 증상은 다리 속에서 솟아오르는 불쾌감입니다. 윌리스 박사에 따르면 '마치 고문 받는 것처럼 잠을 이룰 수 없게 되는……'이라고 할 정도의 증상입니다.

세계 최초인 윌리스 박사의 보고는 틀림없는 '레스트리스(restless; 쉴 수 없는) 레그(leg; 다리)' 증상이었습니다. 윌리스 박사는 이 질환의 원인이 척수를 통과하는 신경에 있지 않을까라고 지적했으며, 이 질환의 4가지 특징적 증상과 빈혈과의 관계도 꿰뚫어 보았습니다. 이때는 '오피오이드'라는 진통제를 처방하여 증상은 좋아졌다고 합니다.

●치료에 관련된 연구는 1980년대부터

그 후에도 몇 가지 유사한 증상에 대한 논문이 발표되었지만, 1923년 독일의 오펜하임 박사를 필두로 이 질환이 신경 질환이며 유전적 요인이 있다는 것이 지적되었습니다.

현재로 이어지는 논문이 발표된 것은 1945년 일로 스웨덴의 에크봄 박사에 의해 이 질환이 "하지불안증후군"이라고 명명되었습니다.

1990년에는 미국 수면학회에서 수면 장애 국제진단분류가 작성되었는데, 2003년에는 하지불안증후군 진단 기준과 그 보충 항목 등도 만들어졌습니다. 치료에 관한 연구는 1980년대부터 시행되었는데, 90년에 들어와 큰 발전이 일어났습니다. 파킨슨병 치료에 사용된 '레보도파'를 통해 하지불안증후군이 좋아진다는 것이 알려진 것이 배경이 되었습니다.

●신문에 소개되며 진료 받는 환자 수가 증가

일본의 경우, 의료인 사이에서 하지불안증후군이 처음 거론된 것은 1960년 후반부터입니다. 당시 일본에서 투석 요법이 도입된 것과 깊은 관계가 있는데, 투석 환자에게 많이 나타나는 말초신경 장애 초기 증상으로 하지불안증후군이 다루어지게 된 것이 최초였습니다.

투석 요법이란 신부전에 의해 신장 기능이 저하된 환자의 혈액을 특수한 막에 통과시켜 몸에 불필요한 물질을 제거하는 방법으로 현재, 일본에서 29만 명 이상의 환자들이 이 요법을 받고 있습니다.

제가 연구를 시작한 것은 1995년경이었습니다. 저는 원래 수면 시 무호흡 증후군 치료가 전문이었지만, 그 연구를 진행하던 중 이 질환에 주목하게 되었습니다.

그 후, 1999년 수면 의료를 전문으로 하는 의사들이 일본수면학회 학술 집회 심포지엄에서 하지불안증후군을 처음 다루었고, 많은 문제점이 지적되었습니다.

진료를 통해 이 질환으로 고통 받는 환자가 많음을 통감한 것은 2002년에 요미우리신문의 '의료 르네상스'에서 이 질환이 처음 매스컴을 탄 후의 일이었습니다. 당시, 하루 30명 정도의 하지불안증후군 초진 환자가 내원하여 새삼스레 잠재되어 있던 환자가 많았음을 느꼈습니다.

●잠재 환자의 대부분이 미치료 상태

최근 수년간, TV나 잡지, 신문 등에서 다룰 기회가 늘어났지만, 이 질환은 결코 새로운 질환은 아닙니다. 확실히 고령자에게 많은 질환으로 고령화가 진행되면서 환자가 늘어났을 가능성은 있지만, 잠재적으로 그냥 넘어갔던 환자가 많다고 보는 것이 옳을 것 같습니다.

이 질환은 고령기에 발생하면 단기간에 중증화되기 쉽다는 특징이 있기 때문에 고령화 사회로 진행하면서 중증 환자가 늘어날 수 있어 우려가 됩니다. 이 질환으로 고통을 겪고 계신 분들이 하루라도 빨리 적절한 치료를 받게 되는 것과 많은 분들에게 이 질환이 알려지는 것이 중요하다고 생각합니다.

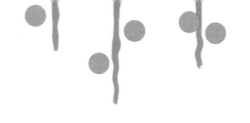

하지불안증후군에는 아직 알려지지 않은 점이 많이 있습니다. 그럼에도 불구하고 다양한 요인이 복잡하게 얽혀 발생한다는 특징이 있기 때문에 환자 한 명 한 명에 맞춘 진단, 치료가 필요합니다.

최근 수년, TV나 잡지, 신문 등에서도 많이 다루고 있어 하지불안증후군 환자를 둘러싼 환경이 변해가고 있습니다. 의료인들도 이 질환으로 힘들어 하고 있는 환자분들을 위해 온갖 방면에서 연구를 진행해가고 있습니다.

하지만 하지불안증후군은 잠재 환자가 많아 진짜 치료가 필요함에도 불구하고 아직 치료를 받지 못하고 있는 분들이 다수입니다.

적절한 진단, 치료에 따라 대부분의 분들이 일상생활에 지장이 없을 정도로 증상이 개선되며 다리 불쾌감에 의해 불면에 빠지는 분들, 기분이 가라앉아 일에 지장을 겪는 분들의 대부분 고민이 해결될 수 있습니다. 한 명이라도 더 많은 하지불안증후군 환자분들이 이 괴로움에서 해방되시길 기원합니다.

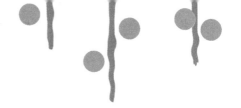

한의치료는 어떤 역할을?

지금까지의 내용을 살펴보면 하지불안증후군 치료는 비약물치료와 약물치료로 크게 분류됩니다. 약물치료 시에는 도파민 작용제인 프라미펙솔이 주로 활용되며, 효과가 매우 좋은 편으로 알려져 있습니다. 그렇다면 과연 한의치료(한약, 침구치료)가 담당할 부분이 있기나 한 것일까요?

"예 있습니다!"

역자인 저 자신이 한의사, 한의과대학 교수여서 이런 답을 드리는 것은 아닙니다. 실제로 하지불안증후군 환자들이 기존 치료에 한계를 느껴 한방병원 외래에 내원합니다. 한방진료실에 내원하시는 분들의 면면을 종합해 보면 그 이유는 크게 다음과 같이 나눌 수 있습니다.

첫째, 기존 약을 먹고 있지만 효과가 충분치 않습니다.

둘째, 기존 약을 복용하며 증상은 좋아졌어요. 그런데 … ~~~ 불편감이 생겨 너무 힘듭니다.

셋째, 처음에는 관리가 잘 되었습니다. 하지만 시간이 지날수록 관리가 안 됩니다.

대부분의 환자들이 위 세 상황 중 한 상황에 놓여 한방진료실에 내원합니다. 그리고 한의치료를 병행하면서 점차 증상이 완화되곤 합니다. 하지불안증후군에 대한 소개를 마무리하며 한방진료실에서는 도대체 어떤 치료가 이루어지고 있는지 상황별로 정리해 드리고자 합니다.

1) 기존 약을 먹고 있지만 효과가 충분치 않습니다.

한방진료실에서 가장 많이 접하는 상황입니다. 치료저항성 상황에 해당합니다. 이 경우, 기존 약(대부분 프라미펙솔)은 유지한 채 한의치료를 병행하시길 권해드립니다.

2) 기존 약을 복용하며 증상은 좋아졌어요. 그런데 ⋯ ~~~ 불편감이 생겨 너무 힘듭니다.

기본 약을 복용하다보면 ~~~에 해당하는 증상들이 생길 수 있는데, 하지불안증후군 대신 ~~~에 해당되는 증상으로 고민하는 분들도 적지 않습니다.

가장 흔한 불편감은 "소화불량, 변비, 구역" 같은 소화기 장애입니다. 빈혈에 병용하게 되는 철분제, 도파민 작용제인 프라미펙솔의 가장 큰 부작용이 바로 소화불량, 구역감입니다. 철분제를 오랜 기간 복용하다보면 변비도 잘 발생합니다. 이런 경우 한의치료 병행은 기존 약 치료 효과를 높여줄 수 있다는 측면에서 더 큰 의의가 있습니다.

3) 처음에는 관리가 잘 되었습니다. 하지만 시간이 지날수록 관리가 안 됩니다.

증상 촉진 현상이 일어난 상황입니다. 우선은 원래 처방받아 복용하던 기존 약에 대한 조정이 필요합니다. 문제는 약을 줄이면 증상이 더 심해질 수도 있다는 것이겠죠? 이때 기존 약 조정과 함께 한의치료를 병행해 갑니다.

또한 신부전으로 제1선택약인 프라미펙솔과 같은 약을 복용할 수 없는 경우에도 한의치료를 사용할 수 있습니다.

물론 "기존 치료와 한의치료 중 어떤 치료가 더 효과적이냐?"라고 물으신다면 아직 명확한 답을 드릴 수 없습니다. 이에 대한 명확한 자료가 없기 때문입니다. 하지만 두 치료 중 어떤 치료가 우월한지를 떠나, 일단 우리가 직면한 증상을 놓고 생각하면 두 치료를 병용하는 것이 가장 효과적입니다.

우선은 기존 치료를 시도해 보시고, 그 치료로 부족한 점이 느껴진다면 한방진료실에 방문해주시길 권해드립니다. 역사와 전통, 그리고 현재도 살아 숨쉬고 있는 한의치료가 메인 치료법 중 하나로 존재하는 대한민국에서 더 이상 기존 치료에만 국한될 필요가 없습니다. 일단은 증상을 잡는 것이 중요합니다. 일단 증상을 잡기 위해선 한-양방 융합 병용치료가 최고의 지름길이라 생각합니다.

지금도 어딘가에서 하지불안증후군으로 고통을 겪고 계실 환자분들의 쾌유를 기원합니다.

"좋아질 수 있습니다! 우리 함께 노력합시다!"

2017년 10월

회기동 연구실에서

역자 **권승원**

하지불안증후군
: "근질근질 움찔움찔"의 습격

지은이   이노우에 유이치(井上雄一)
옮긴이   권승원
펴낸이   최봉규

1판 1쇄 발행   2017년 11월 11일

책임편집   최상아
북코디   밥숟갈(최수영)
편집&교정교열   주항아
본문디자인   이오디자인
표지디자인   이성자
마케팅   김낙현

발행처   청홍(지상사)
등록번호   제2017-000074호
등록일자   1999. 1. 27.

서울 용산구 효창원로64길 6(효창동 5-104) 일진빌딩 2층
우편번호   04317
전화번호   02)3453-6111   팩시밀리 02)3452-1440
홈페이지   www.cheonghong.com
이메일   jhj-9020@hanmail.net

한국어판 출판권 ⓒ 청홍(지상사), 2017
ISBN   978-89-90116-78-9   03510

이 도서의 국립중앙도서관 출판시도서목록(CIP) e-CIP홈페이지(http://www.nl.go.kr/ecip)와
국가자료공동목록시스템(http://www.nl.go.kr/kolisnet)에서 이용하실 수 있습니다.
(CIP제어번호: CIP2017025909)